U0123832

内脏脂肪消减术

消减术

减腰围　防慢病　抗衰老

陈　伟　编著

中国轻工业出版社

现在越来越多的上班族体检发现得了脂肪肝，其中大约有四成其实并不胖，甚至看上去还很瘦。这与当下年轻人的饮食关系密切，如油炸食品、奶茶、果汁、甜点等，其中所含的精制糖经过身体代谢后，多余的热量会转化为甘油三酯（即脂肪）。很多人为了保持身材，每日只吃水果，而过量的果糖会在肝脏内转化成甘油三酯，在内脏堆积起来。

内脏脂肪堆积会对身体造成很多伤害，所以我将营养减重门诊的"躺瘦秘诀"整理成这本《内脏脂肪消减术：减腰围 防慢病 抗衰老》。

本书能解决你的诸多疑问，如：

内脏脂肪堆积会带来哪些伤害？

如何发现看不见的脂肪？

食用相同的食物，为什么 25 岁前身材不变，35 岁后会逐渐变胖？

…………

本书围绕"冲击、软着陆、长期维持"三个减重阶段，揭示了"躺瘦秘诀"的真谛。

"冲击"阶段

"冲击"阶段主要应用高蛋白、较低碳水的减重方式。增加蛋白质是为了提高基础代谢率，可以代谢掉更多脂肪，减少其在体内堆积。低碳水是减少一些精制碳水化合物，避免体内生成更多的脂肪。

精制碳水化合物并不等同于常吃的主食，它是精细加工的，比如精粮精面，俗称大米白面。在一些特定条件下，它在体内转化成内脏脂肪的速度比脂肪转化成内脏脂肪的速度更快。

我们做了一个检测热量实验：

检测结果发现

1 份香河肉饼	≈ 3 份糙米饭 ▮▮▮	1 份煎饼	≈ 4 份糙米饭 ▮▮▮▮
1 份肉粽	≈ 3 份糙米饭 ▮▮▮	1 份泡面	≈ 4 份糙米饭 ▮▮▮▮
1 份酱油炒饭	≈ 2 份糙米饭 ▮▮	1 份烤冷面	≈ 3 份糙米饭 ▮▮▮
1 份小笼包	≈ 3 份糙米饭 ▮▮▮		

注：每份食物为 100 克，即在相同重量情况下，热量不同。

上面这些是不是你经常食用的食物？以后要注意控制摄入量，不能吃太多。

"软着陆"阶段

"软着陆"阶段主要应用相对长期化的"5+2"轻断食的方式。指一周有 5 天基本正常吃饭，中间有 2 天断食，但是断食的这 2 天却有讲究。

2 天轻断食的一日三餐

早餐	午餐	晚餐（最关键）
100 克牛奶	100 克苹果	主食 25 克（生重）
60 克鸡蛋	**下午加餐**	瘦肉 50 克（生重）
	100 克番茄	250 克蔬菜

轻断食一天摄入 500~600 千卡热量，平时正常饮食一天摄入 1500~2000 千卡热量。

"长期维持"阶段

"长期维持"阶段主要依靠科学的饮食方法指导，且一定要有坚持不懈的运动相配合，才能够真正地维持正常体重。

愿每个人都能不被内脏脂肪所围困，掌握健康饮食真谛，畅享健康生活长长久久。

陈伟　2023 年 6 月于北京协和医院临床营养科

脂肪

长在哪里最可怕

皮下脂肪
80%～90%

内脏脂肪
6%～20%

男性和
绝经后女性
内脏脂肪
堆积较多

绝经前女性
皮下脂肪较多
堆积在臀部

脂肪能为我们提供能量，保护器官，参与代谢，但如果脂肪太多，就会成为身体"油腻腻"的负担。那么脂肪长在哪里最可怕呢？

长在肚子上最危险！

如果脂肪主要集中在腹部，而其他部位肥胖不明显，这就是典型的腹部肥胖，也称中心型肥胖。中心型肥胖反映的主要是内脏脂肪过多问题，易致脂肪肝、糖尿病、心脏病等。

减掉脂肪的益处

减脂有助于降低高血压、
2 型糖尿病等心血管疾病的风险

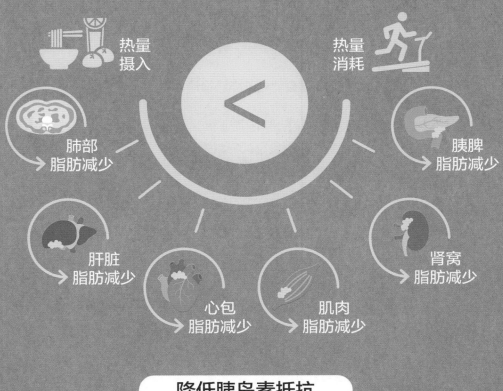

热量摄入

热量消耗

肺部脂肪减少

胰脾脂肪减少

肝脏脂肪减少

心包脂肪减少

肌肉脂肪减少

肾窝脂肪减少

降低胰岛素抵抗

降低代谢疾病风险

降低心血管疾病风险

目录 CONTENTS

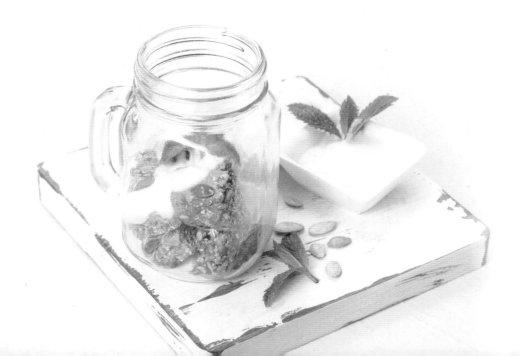

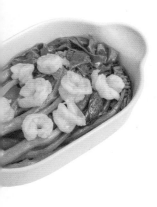

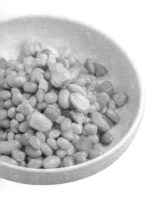

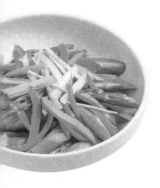

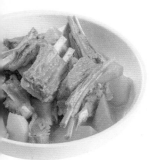

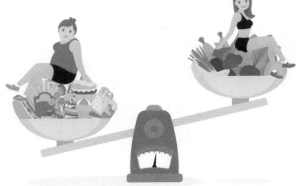

第 **1** 章

疲憊、嗜睡和『三高』，
竟是內臟脂肪惹的禍

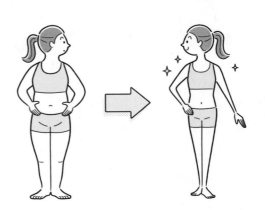

你是否有疲惫、嗜睡、"三高"的困扰

疲惫、嗜睡、"三高"，都可能是内脏脂肪超标的表现

如果你有以下症状就要注意了，因为内脏脂肪已经盯上你了！

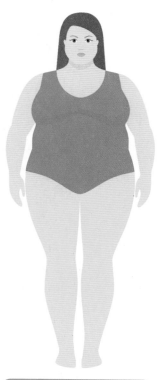

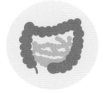

嗜睡，容易感到疲劳

内脏脂肪超标会导致血液流通缓慢，易出现缺氧的情况，影响脑部供氧，出现精力不足或者身体乏力的状况。

容易便秘

内脏脂肪超标会加重肠道负担，无法顺利排出体内垃圾，扰乱了新陈代谢，从而引起便秘。

经常感觉呼吸困难

内脏脂肪超标会挤压肺腑，使得平躺的时候很容易呼吸急促甚至呼吸困难。如果血液含氧量不足，会导致全身乏力甚至晕厥。

腰腹部肥胖

腰腹部赘肉多，像怀孕好几个月的孕妇，这就属于典型的内脏脂肪超标。

食欲不振

内脏脂肪超标会使消化和代谢功能下降。体内的食物和热量不能正常运转，个人就会一直有饱腹感，也就不会有胃口再摄入其他食物。

内脏脂肪超标比皮下脂肪超标更可怕

根据脂肪分布的主要部位，肥胖可分为皮下脂肪型肥胖和内脏脂肪型肥胖。其中，内脏脂肪型肥胖常见于男性，和血脂异常息息相关，是更危险的肥胖。

脂肪类型	内脏脂肪型肥胖 苹果形	皮下脂肪型肥胖 梨形
特征	·脂肪主要分布在腹部周围 ·多发于男性和绝经后女性 ·易增易减	·脂肪主要分布在腰臀部周围和大腿上 ·多发于女性 ·难增难减
疾病	·糖尿病 ·血脂异常 ·高血压	·变形性关节炎 ·月经异常
CT 检查	皮下脂肪 内脏脂肪 腹部截面图	皮下脂肪 内脏脂肪 腹部截面图

当内脏脂肪堆积过多时，某些激素（如瘦素）就会过量分泌，同时会导致胰岛素等匮乏，结果使血糖值居高不下，影响代谢。内脏脂肪跟主要形成赘肉的皮下脂肪有很大区别，前者对激素的影响要比后者大得多，所以对人体的影响也大得多。

内脏脂肪主要由白色脂肪细胞组成。如果膨胀的白色脂肪细胞储存脂肪过多，激素分泌就会紊乱。比如，肿瘤坏死因子分泌过多时，促进血糖下降的胰岛敏感性就会大大减少。并且，血液中脂肪（甘油三酯、低密度脂蛋白胆固醇等）数量增加，从而导致代谢综合征，甚至动脉粥样硬化。

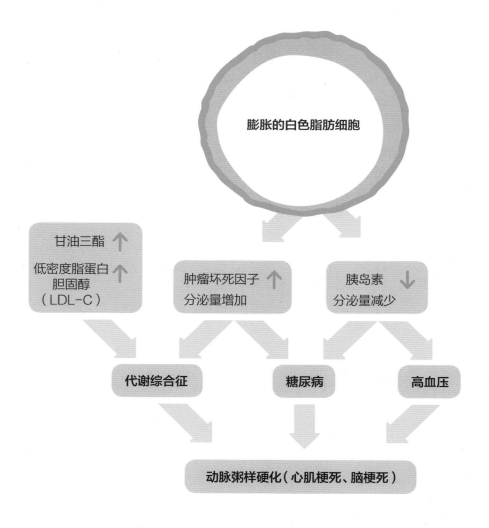

代谢综合征的诊断标准

标准一 　肥胖

　　测量内脏脂肪含量。CT 检查比较精准，不过现在一般都是测量腰围。

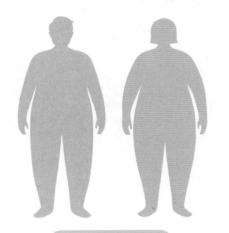

腰围
男性≥90 厘米
女性≥85 厘米

小贴士 ‥‥‥

从肚脐的高度测量

　　要在放松、站直状态下测量。注意，不是测量腰部最细的位置。

　　应量肚脐一圈的"腰围"。如果有啤酒肚，应该量肋骨下部和髂骨的凸出部分中点位置。

+ 任两项

　　符合标准一，再追加以下 2 项以上

血脂异常

　　代谢综合征诊断标准中，应重视甘油三酯和高密度脂蛋白胆固醇（HDL-C）值。

甘油三酯	≥1.7 毫摩 / 升
空腹 HDL-C	<1.04 毫摩 / 升

高血压

　　高血压是重要的危险因子。收缩压和舒张压都要确认。

收缩压	≥140 毫米汞柱
舒张压	≥90 毫米汞柱

高血糖

　　以空腹时（正确是用餐 8 小时之后或起床后完全没有进食的状态）血糖值为准。

空腹血糖	≥6.1 毫摩 / 升

注：代谢综合征的诊断标准，出自《内科学（第 8 版）》。

到什么程度，内脏脂肪算超标

CT 扫描测定法

计算公式：内脏脂肪指数 = 内脏脂肪面积（厘米^2）/10 厘米^2
（范围分 30 个等级，1~9 等级为正常范围）

内脏脂肪等级判定表

	标准	超标	严重
等级	1~9	10~14	15~30
注意事项	暂时没有太大风险，继续保持均衡饮食和适量运动	健康已经受到威胁，很容易引发糖尿病、高血压、血脂异常、脂肪肝等生活方式病	已经严重威胁健康，将导致糖尿病、高血压等生活方式病。迫切需要控制体重

自我检测内脏脂肪法

测量腰围方法

一般来说男性腰围≥90厘米，女性腰围≥85厘米就要小心内脏脂肪超标。

· 测量前，先检查卷尺是否平整
· 测量时，腰部不要用力，在正常呼吸的状态下进行测量，要避免卷尺陷入腹部肥肉中

腰臀比

男性腰臀比例≥0.9，女性≥0.8，就可能是内脏脂肪过剩的高危人群。

· 笔直站立，轻轻吸气
· 用卷尺测量腰围与臀围
· 计算腰围除以臀围的比值

拿捏法

· 试着捏肚脐周围，如果能轻松捏起 2 厘米，表示堆积的是皮下脂肪
· 如果捏不起来，表示脂肪可能是堆积在内脏里

注：上述数据出自《超重或肥胖人群体重管理流程的专家共识（2021 年）》。

哪些生活习惯会让内脏脂肪悄悄堆积

请在与自己生活习惯相符的项目旁打"√"

饮食习惯

① 爱吃油腻食品 □

② 讨厌吃蔬菜或蔬菜摄入不足 □

③ 对甜食，尤其是西式甜点
　毫无抵抗力 □

④ 经常不小心吃太多，饥一顿
　饱一顿 □

⑤ 经常吃盖饭、拉面，或是
　单品餐点 □

⑥ 经常半夜吃东西 □

⑦ 喜欢喝酒，而且一不小心
　就过量 □

⑧ 喜欢吃肥肉 □

⑨ 每天吃较多内脏 □

⑩ 不太吃鱼类 □

⑪ 不爱吃豆腐 □

⑫ 过度节食，而且失败过几次 □

结果解析

①② 高热量的脂肪食物摄取过剩、膳食纤维摄入不足，可能导致内脏肥胖和血脂异常。

③④⑤⑥ 摄入太多精制碳水化合物（糖类），导致胰岛素抵抗和内脏脂肪堆积。

⑦ 酒精不只含有高热量，还会增加甘油三酯，造成内脏脂肪堆积。

⑧⑨ 过多的动物性脂肪和胆固醇会使内脏脂肪堆积。

⑩⑪ 蛋白质摄入不足，肌肉流失多，身体基础代谢水平下降，无法代谢过多内脏脂肪。

⑫ 过度节食会让身体内水分和肌肉大量流失，造成营养不良，阻碍脂肪分解，饥饿素分泌过高，恢复饮食后容易暴食。

生活状态

① 吸烟 □

② 慢性睡眠不足 □

③ 生活作息不规律 □

④ 家族性肥胖 □

⑤ 有糖尿病 □

⑥ 高血压 □

⑦ 不运动 □

⑧ 懒得动 □

⑨ 即使只是到附近也要开车 □

⑩ 每天觉得有压力 □

⑪ 20 岁前还算苗条，30 岁后
就腹部变大 □

结果解析

① 吸烟者即使体质指数较低，其内脏脂肪及肌肉脂肪堆积的风险也较高。

②③ 睡眠不足则体力难以恢复，活动量降低，导致热量消耗减少，或使调节食欲的激素失调，因此容易肥胖。

③④⑤⑥ 由于遗传或环境因素，身体存在各种代谢紊乱。如糖代谢紊乱、钠的重吸收、脂代谢紊乱，都会使内脏脂肪不断增加，继而形成恶性循环。

⑦⑧⑨ 运动不足是诱发内脏脂肪堆积的一大原因，运动可以帮助减少内脏脂肪，预防代谢综合征。

⑩ 过大的压力会导致植物神经（功能）失调，引起脂质代谢异常。

⑪ 随着年龄增长，代谢减弱，身体各项激素水平下降，脂肪堆积开始由臀部向腹部转移。

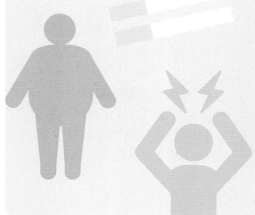

能根据 BMI 判断内脏脂肪吗

BMI 虽常用，但会忽视内脏脂肪

BMI 即体质指数，体质指数法是目前广泛采用的成人肥胖判定方法。

> 体质指数（BMI）= 体重（千克）/ 身高的平方（米²）

判断标准为：18.5 ≤ BMI < 24 为体重正常；BMI < 18.5 为体重过低；24.0 ≤ BMI < 28.0 为超重；BMI ≥ 28.0 为肥胖。

长期以来，体质指数一直是衡量健康的标准。但是 BMI 也有缺陷，因为它在估计体内脂肪方面不够准确，并且不能提供人的健康状况的全貌。研究表明，仅依靠 BMI 来预测一个人的健康状况可能会产生误导。

如同为身高 175 厘米，体重 70 千克的男性，体质指数都为 22.85，但因腰围不同，体脂率也不同。

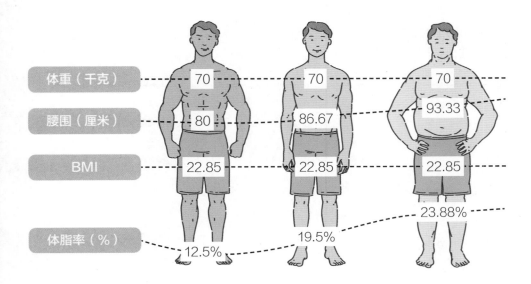

体重（千克）	70	70	70
腰围（厘米）	80	86.67	93.33
BMI	22.85	22.85	22.85
体脂率（%）	12.5%	19.5%	23.88%

体脂率是衡量健康的好方法

　　体脂率是一种科学的判断健康程度的方法。体脂率是人体脂肪含量占体重的百分比，直接反映人体脂肪水平，是评价肥胖的精准指标。

　　体脂率测量的最佳时间是早晨，最好是刚从充足的睡眠（7～8小时）中醒来，此时体重和腰围等的测量数据是最准确的，即测量体脂率准确性最高。

成年女性的体脂率计算公式

参数 a= 腰围（厘米）×0.74
参数 b= 体重（千克）×0.082+34.89
身体脂肪总重量（千克）=a － b
体脂率 =（身体脂肪总重量 ÷ 体重）×100%

成年男性的体脂率计算公式

参数 a= 腰围（厘米）×0.74
参数 b= 体重（千克）×0.082+44.74
身体脂肪总重量（千克）=a － b
体脂率 =（身体脂肪总重量 ÷ 体重）×100%

　　举例：女，55 千克，腰围 78 厘米，将上述数值带入体脂率计算公式，可得
a=78×0.74=57.72
b=55×0.082+34.89=39.4
a － b=18.32
体脂率 =（18.32÷55）×100%=33.3%

　　成年人的体脂率按照《中国居民膳食指南（2022）》推荐正常范围是：女性为 25%～30%，男性为 15%～20%。若女性超过 30%，男性超过 20%，就可视为肥胖。

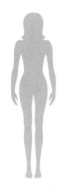 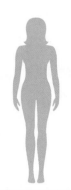 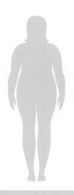 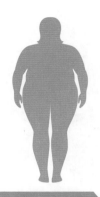

| 10%~13% | 14%~24% | 25%~30% | 30% 以上 |

过瘦
仅达女性必需脂肪，可能引起闭经、乳房缩小等问题

运动员状态
背肌显露，腹肌分块明显

正常
全身各部位脂肪不松弛，略有腹肌

肥胖
全身各部位脂肪、腰围明显超标

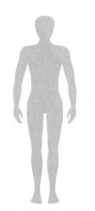 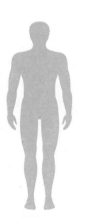 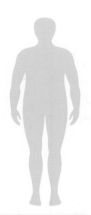 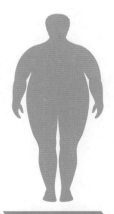

| 2%~5% | 6%~14% | 15%~20% | 20% 以上 |

过瘦
仅达男性必需脂肪，可能导致不育、免疫功能下降等问题

运动员状态
背肌显露，腹肌、腹外斜肌分块明显

正常
全身脂肪基本不松弛，有腹肌，分块逐渐不明显

肥胖
全身各部位脂肪松弛，腰围明显超标

体脂率超标，内脏先遭殃

比起看得见的胖，体脂率超标却仍然"显瘦"的人更危险。

脂肪肝 如果脂肪沉积在肝脏，加之饮食上高油高脂，就会形成脂肪肝，进而诱发肝硬化。

心脏病 若沉积到心脏，会使之跳动无力，难以有效带动血液循环，很多因高血压引起的心力衰竭患者，心脏往往就被大块脂肪包裹着。

糖尿病 脂肪过多沉积在胰腺，可能造成胰岛细胞脂化，引发糖尿病。

肾衰竭 脂肪沉积在肾脏，会影响其正常工作，加重肾脏负担，久而久之导致肾衰竭。

呼吸疾病 脂肪沉积在肺部，会压迫肺，影响呼吸系统功能，造成血液携氧量不足，进而导致全身乏力、免疫力受损。

另外，受激素影响，男性内脏脂肪过多更易增加"低密度胆固醇"的合成。尤其是腹部肥胖的男性，更需要警惕上述疾病。

第 **2** 章

为什么内脏脂肪只增不减？
找到根源，各个击破

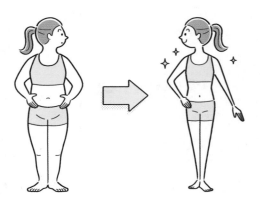

警1讯 明明吃饱了，但很快又饿了——胰岛素抵抗

让内脏脂肪增多的元凶：碳水化合物

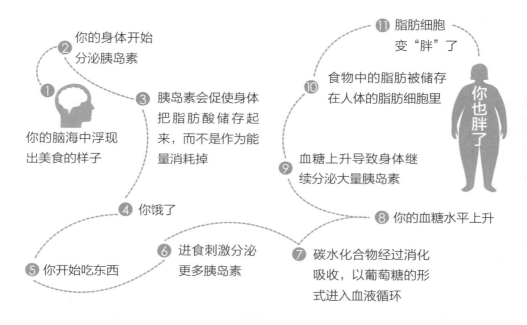

① 你的脑海中浮现出美食的样子

② 你的身体开始分泌胰岛素

③ 胰岛素会促使身体把脂肪酸储存起来，而不是作为能量消耗掉

④ 你饿了

⑤ 你开始吃东西

⑥ 进食刺激分泌更多胰岛素

⑦ 碳水化合物经过消化吸收，以葡萄糖的形式进入血液循环

⑧ 你的血糖水平上升

⑨ 血糖上升导致身体继续分泌大量胰岛素

⑩ 食物中的脂肪被储存在人体的脂肪细胞里

⑪ 脂肪细胞变"胖"了

你也胖了

越好消化 = 越不健康

越好消化的碳水化合物越容易使人发胖，它们会迅速提高血糖水平，导致胰岛素分泌量飙升。

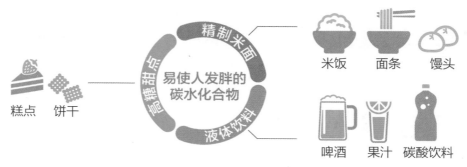

精制米面

高糖甜点

易使人发胖的碳水化合物

液体饮料

糕点　饼干

米饭　面条　馒头

啤酒　果汁　碳酸饮料

低碳水饮食与低脂饮食，哪种更有助于燃烧内脏脂肪

1984 年，美国曾掀起大规模的"低脂饮食"热潮。在接下来的几年里，大众饮食中的饱和脂肪酸明显减少。然而，尽管那段时间低脂、高碳水的饮食结构备受推崇，但肥胖率和心血管疾病的发病率却不降反增。

饮食设计对比实验

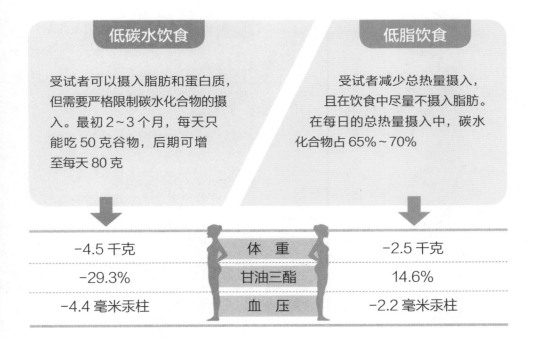

| 低碳水饮食 | 受试者可以摄入脂肪和蛋白质，但需要严格限制碳水化合物的摄入。最初 2~3 个月，每天只能吃 50 克谷物，后期可增至每天 80 克 | 低脂饮食 | 受试者减少总热量摄入，且在饮食中尽量不摄入脂肪。在每日的总热量摄入中，碳水化合物占 65%~70% |

-4.5 千克	体 重	-2.5 千克
-29.3%	甘油三酯	14.6%
-4.4 毫米汞柱	血 压	-2.2 毫米汞柱

低碳水饮食完胜低脂饮食的关键

总的来看，相比那些刻意不吃脂肪还增加碳水化合物摄入的受试者，实行低碳水饮食的受试者减掉了更多体重。他们控制了碳水化合物的摄入，却并不排斥脂肪的摄入。这一实验说明，即使不摄入脂肪，饮食结构中过多的碳水化合物也会让人发胖。

为什么脂肪细胞越大，体形就越胖

脂肪酸每时每刻都在细胞内外进进出出，它们会转化为甘油三酯，储存在我们体内。

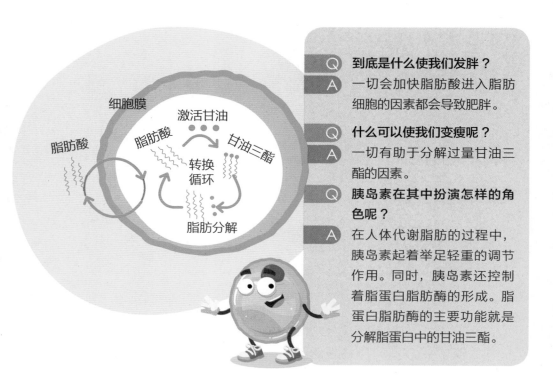

Q 到底是什么使我们发胖？
A 一切会加快脂肪酸进入脂肪细胞的因素都会导致肥胖。

Q 什么可以使我们变瘦呢？
A 一切有助于分解过量甘油三酯的因素。

Q 胰岛素在其中扮演怎样的角色呢？
A 在人体代谢脂肪的过程中，胰岛素起着举足轻重的调节作用。同时，胰岛素还控制着脂蛋白脂肪酶的形成。脂蛋白脂肪酶的主要功能就是分解脂蛋白中的甘油三酯。

在细胞内，三个脂肪酸小分子被一个甘油分子连接起来，形成了一个甘油三酯大分子。甘油三酯分子太大，无法穿过脂肪细胞的细胞膜，但脂肪酸小分子可以自由进出。

人体分泌的胰岛素越多，脂肪细胞上的脂蛋白脂肪酶就越活跃，使越多甘油三酯从肌肉转移到脂肪细胞中储存。因此，胰岛素水平上升，内脏脂肪就越积越多；胰岛素水平下降，脂肪则作为能量被消耗。而血液中的胰岛素含量在极大程度上是由我们摄入的碳水化合物决定的。

喜欢吃甜点、喝饮料 ——营养失衡

警2讯

胖子一半以上都是隐性饥饿者

一位体重 92 千克，身高 174 厘米的肥胖者，被医生诊断为：营养不良。

人们常以为肥胖者必然"营养过剩"。

实际上，脂肪过剩≠营养过剩，很大可能是隐性饥饿。

肥胖者可能吃太多糖、脂肪。他的胃被高热量垃圾食品占据，反而更有可能因营养结构失衡而导致隐性饥饿。

低营养高热量饮食

100 克炸鸡的热量约 300 千卡，100 克薯条的热量约 200 千卡，一份炸鸡至少有 200 克，一份薯条也有 100 克以上，二者加起来的热量超过 800 千卡，摄入后还会产生有害物质，长期这么吃，会有损健康，堆积脂肪。

低热量高营养饮食

100 克西蓝花的热量是 36 千卡，100 克大白菜的热量是 20 千卡，一份西蓝花加一份大白菜的分量大概是 300 克，二者热量加起来也不会超过 100 千卡，还可以补充身体多种矿物质、维生素跟膳食纤维，有助于肠胃蠕动，提高饱腹感，健康减脂。

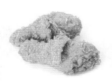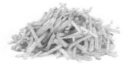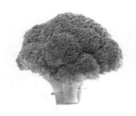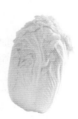

营养均衡与营养不良，哪个有助于减掉内脏脂肪

当你饮食均衡的时候，就会摄入很多微量营养素，这些微量营养素会加速脂肪燃烧，避免脂肪堆积。所以，饮食多样性、营养均衡特别重要。

饮食对比实验

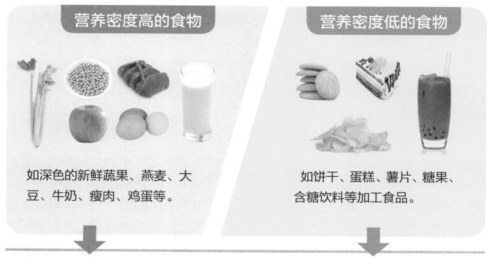

营养密度高的食物

营养密度低的食物

如深色的新鲜蔬果、燕麦、大豆、牛奶、瘦肉、鸡蛋等。

如饼干、蛋糕、薯片、糖果、含糖饮料等加工食品。

长期吃新鲜蔬果、清淡饮食的人，热量控制在合理水平，营养也比较均衡，有利于清除内脏脂肪，保持身体健康。

长期吃油炸食品及高糖分、重口味食物的人，每天的热量摄入易超标，导致内脏脂肪堆积。

为什么营养均衡，能燃掉更多内脏脂肪

因为脂肪分解是一场"营养素家族"的集体大作战，营养素更全面，打败脂肪的胜算就更大。想要将吃下去的食物，有效地转化成能量而不是脂肪堆积起来，需由成千上万的酶来决定，而这些酶又依赖于维生素和矿物质。比如，维生素 B_1 能帮助碳水化合物分解，维生素 B_2 有利于脂肪分解，维生素 B_6 有利于蛋白质的合成，钙有利于脂肪酶的形成，锌有利于蛋白质合成，铁有利于

血红蛋白合成，血红蛋白一增加，携带氧气就会足，而脂肪、碳水化合物分解离不开氧气。

所以营养均衡会帮助脂肪分解，让体内热量消耗增多，当这些营养素不足时，身体脂肪燃烧减少就会容易肥胖。

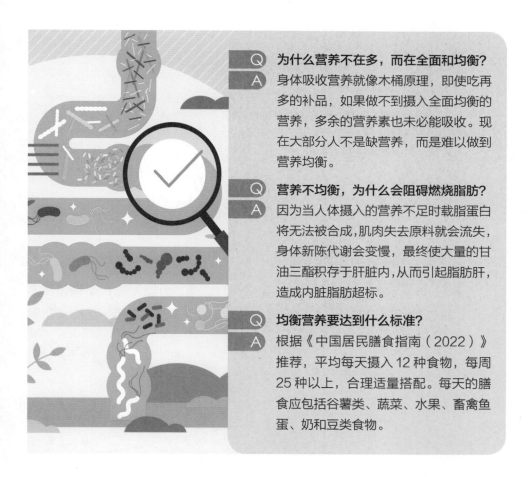

Q 为什么营养不在多，而在全面和均衡？
A 身体吸收营养就像木桶原理，即使吃再多的补品，如果做不到摄入全面均衡的营养，多余的营养素也未必能吸收。现在大部分人不是缺营养，而是难以做到营养均衡。

Q 营养不均衡，为什么会阻碍燃烧脂肪？
A 因为当人体摄入的营养不足时载脂蛋白将无法被合成，肌肉失去原料就会流失，身体新陈代谢会变慢，最终使大量的甘油三酯积存于肝脏内，从而引起脂肪肝，造成内脏脂肪超标。

Q 均衡营养要达到什么标准？
A 根据《中国居民膳食指南（2022）》推荐，平均每天摄入 12 种食物，每周 25 种以上，合理适量搭配。每天的膳食应包括谷薯类、蔬菜、水果、畜禽鱼蛋、奶和豆类食物。

所以，减肥过程单靠控制热量是完全不够的，还需要考虑体内的营养补充。没有全面均衡的营养补充是极易反弹的，而且还有可能反弹得比以前更胖。最科学的减肥就是补充全面均衡的营养，让身体更有能量消耗脂肪，在这个基础上控制热量摄入来达到减肥目的。

吃得不多，却比以前胖——基础代谢率下降

人到中年发胖，只因代谢慢

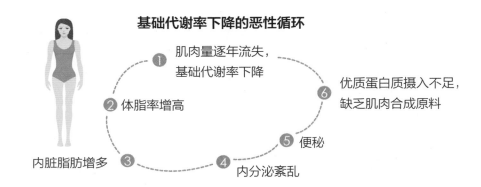

基础代谢率下降的恶性循环

① 肌肉量逐年流失，基础代谢率下降

② 体脂率增高

③ 内脏脂肪增多

④ 内分泌紊乱

⑤ 便秘

⑥ 优质蛋白质摄入不足，缺乏肌肉合成原料

年龄增长伴随基础代谢率降低

人体在 8～25 岁的成长发育期，需要大量能量，所以基础代谢率较高。过了 25 岁之后，基础代谢率开始下降。尤其是过了 40 岁之后，基础代谢率降低的趋势更明显。

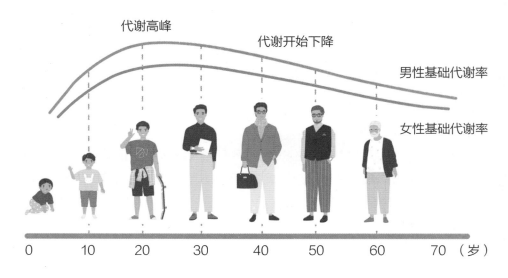

代谢高峰

代谢开始下降

男性基础代谢率

女性基础代谢率

0　　10　　20　　30　　40　　50　　60　　70（岁）

高蛋白膳食与轻断食，哪个能增肌、提高基础代谢率

高蛋白膳食更利于增肌减脂，因为肌肉是由蛋白质和水分构成的，蛋白质大概占肌肉的 27%。更进一步说，肌肉由肌纤维组成，每根肌纤维是由较小的肌原纤维组成。每根肌原纤维，则由缠绕在一起的两种丝状蛋白质（肌凝蛋白和肌动蛋白）组成。所以说，要想增肌，须提高蛋白质的摄入，这就是高蛋白符合减脂增肌需求的原因。

饮食对比实验

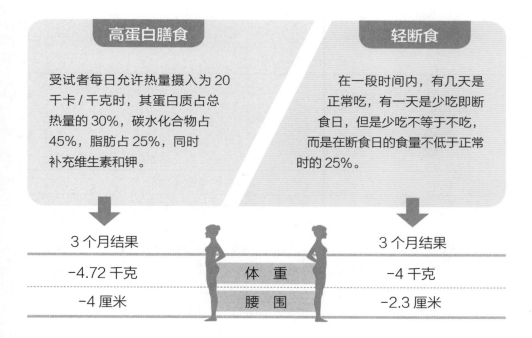

高蛋白膳食		轻断食
受试者每日允许热量摄入为 20 千卡 / 千克时，其蛋白质占总热量的 30%，碳水化合物占 45%，脂肪占 25%，同时补充维生素和钾。		在一段时间内，有几天是正常吃，有一天是少吃即断食日，但是少吃不等于不吃，而是在断食日的食量不低于正常时的 25%。

3 个月结果			3 个月结果
-4.72 千克	体 重		-4 千克
-4 厘米	腰 围		-2.3 厘米

高蛋白膳食有助于减小腰围

对于减脂和塑造好身材来说，蛋白质是最重要的营养素。摄取高蛋白可帮助人体提高新陈代谢，控制食欲，并且改善管控体重的激素，从而减轻体重，减去小肚腩。

为什么肌肉比例大，基础代谢率高，能精准瘦肚子

如果提升了肌肉含量，那么基础代谢率就会高，就必然消耗更多的热量。

1千克脂肪每天消耗4~10千卡热量，而1千克肌肉每天的耗能则是75~125千卡。因为粗壮的肌纤维在充血时需要更多血液和ATP（腺苷三磷酸），所以肌肉比例大，新陈代谢自然快。

如果节食而不运动，就会使肌肉流失，进一步降低基础代谢率，刚开始可能减肥效果明显，但慢慢速度放缓，并最终进入平台期。

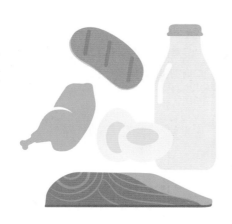

Q 为什么需要高蛋白膳食？

A 每天需要摄入的蛋白质供能应占总热量的10%~15%，以缓解肌肉的流失。

Q 选植物蛋白还是动物蛋白？

A 如果摄入的全都是动物蛋白，就可能存在胆固醇过量。适当增加植物蛋白的摄入会更利于健康减脂。

Q 需要配合高强度运动吗？

A 长时间中等以上强度的运动会使蛋白质供能比例升高，有时候甚至高达10%以上，所以长时间的高强度运动是非常消耗肌肉的，也达不到提升基础代谢率的效果。

小腹对应的是腹壁最内层的腹横肌，它是重要的深层肌肉之一，被称为"人体天然腰带"。腹横肌力量强，腹部就紧绷纤细；相反，腹横肌力量弱，就容易堆积脂肪，造成下腹肥胖。

所以，当肌肉比例增加，就能更好地"捆绑"内脏脂肪，有助于瘦肚子。

警 4 讯 压力大，总想吃东西
——皮质醇分泌失调

越忙越胖，职场压力肥背后原因是这样

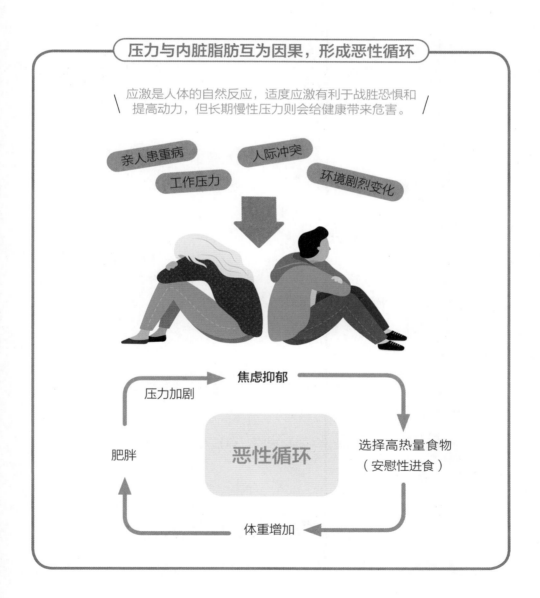

压力与内脏脂肪互为因果，形成恶性循环

应激是人体的自然反应，适度应激有利于战胜恐惧和提高动力，但长期慢性压力则会给健康带来危害。

亲人患重病　　人际冲突

工作压力　　　　环境剧烈变化

焦虑抑郁

压力加剧

肥胖　　　恶性循环　　　选择高热量食物（安慰性进食）

体重增加

安慰性食物 = 内脏脂肪增加

应激性激素，特别是糖皮质激素水平的上升，给身体"需要补充储备能量"的信号，尤其是提高对碳水化合物、脂肪等供能物质的需求，打破了身体能量的需求 - 消耗平衡。这将促进食欲，使人胃口大开，甚至暴饮暴食；热量摄入增加的同时，也促进热量以脂肪形式储存在体内，导致体重增加。

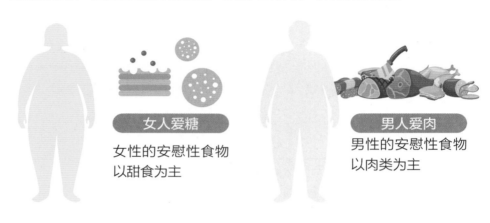

女人爱糖

女性的安慰性食物
以甜食为主

男人爱肉

男性的安慰性食物
以肉类为主

安慰性进食的 5 个判断标准

为舒缓压力而产生的进食行为非身体必需，易储存多余脂肪。这里梳理了安慰性进食的 5 个判断标准，大家来自测一下吧！

① 饥饿感来得很突然，一下子就很饿，想要马上吃到食物。

② 想吃的都是甜食或口味重的食物，如冰激凌、奶油蛋糕、油炸食品、烤串、火锅等。

③ 这种疯狂进食的饥饿感伴随着焦躁、孤独等负面情绪。

④ 吃饱了也不想停下。

⑤ 满足感持续时间很短，又会充满悔恨和罪恶感。

如果出现上述情况中的一种，那就有可能是安慰性进食。

如何将压力从饮食中清除

安慰性进食过后，压力的根源未除，依然会觉得焦虑，而且很快又进入下一轮暴食，循环往复，就容易造成"压力肥"。

遇到压力时可以用听音乐、倾诉、写日记、运动等方式来缓解，而不是通过吃来解决问题。不健康的进食方式反而会给身体带来更多负担，一定要警惕压力陷阱。

抵抗负面情绪，我们可以

制订时间表，增加放松的时间

听音乐

倾诉

写日记

运动

Q 怎样降低皮质醇？

A 适量运动，如力量训练除了能促进肌肉生长，还能调节皮质醇的释放，为体内脂肪燃烧创造更好的环境。

Q 熬夜和皮质醇有关系吗？

A 熬夜的时候，刺激肾上腺激素分泌皮质醇，因为肾上腺控制人的昼夜节奏，晚上该睡不睡，白天该起不起，皮质醇就会分泌不停。

Q 如果实在想吃怎么办？

A 高碳水饮食包括豆粕会引起胰岛素的升高，导致脂肪堆积，同时还会刺激皮质醇升高。过量咖啡因会促进脂肪代谢，同时也会引起皮质醇水平迅速升高。拒绝咖啡因、酒精、反式脂肪酸（基本上包括所有加工食品）；吃一些新鲜蔬果和无麸质谷物（如藜麦、小米等），可以帮助恢复体内激素平衡，保持血糖稳定。

警5讯 动一动就气喘吁吁
——运动不足

企图通过"少摄入"来减脂，不可取

理论上来讲，人体热量摄入大于消耗就会发胖，所以很多减肥者会选择减少热量的摄入。事实上，减重不等于少摄入热量。

少摄入	多消耗
身体发现热量摄入减少，会分泌出各种刺激食欲的激素。并且会自动消耗自身的蛋白质以供应能量，这样有可能造成心肌和血管平滑肌的蛋白质逐渐流失，从而导致心血管疾病。	身体存在"能量补偿"，当你努力运动减脂时，身体会自动降低基础代谢的消耗，以维持能量平衡。而且越胖的人，能量补偿越多。

所以，我们不提倡单纯节食减肥，但通过健康运动来消耗热量也未必马上见效。

降低热量≠忍饥挨饿

用低热量的食物代替各种高热量的食物，这样不用减少食物分量，也能控制热量，还能避免饥饿感的出现。

蒸蛋 /100 克
56 千卡

白米饭 /150 克
174 千卡

白灼菜心 /150 克
68 千卡

黑椒牛柳 /200 克
122 千卡

＝ 420 千卡

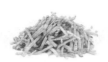
薯条/110 克
330 千卡

汉堡/130 克
590 千卡

可乐/500 克
225 千卡

= 1145 千卡

节食瘦身与运动瘦身，哪个真正燃烧内脏脂肪

单纯节食或者单纯靠运动都不能达到理想的减肥效果，最好的减肥模式应该是二者结合，找到身体平衡点，在控制热量摄入的同时通过合理运动增加热量消耗，才能真正达到减肥效果。

对比实验

节食瘦身

减的是"体重"，效果比较明显，每月约 2.5 千克。但减体重的同时也会减少肌肉组织，降低基础代谢率，恢复饮食后反弹快。

运动瘦身

减的是"脂肪"，效果不明显，每月约 0.5 千克。但不会明显增加食欲，不容易反弹。

推荐方法：节食瘦身和运动瘦身相结合

每天减少 600 千卡热量，分 4~5 餐，低脂、低碳、高蛋白、高膳食纤维

中等强度，如：散步、骑车、游泳。每天至少 30 分钟，最好 60 分钟，每周 5 天

理想瘦身速度是每 3 个月减去原体重的 5%~10%，过快或过慢都不好。

节食也能瘦，还需要运动吗

减肥并不仅仅是减体重，更重要的是降低与肥胖相关的疾病风险，保持健康，这两点是仅靠节食不能达到的。

在减掉同样体重的情况下，运动减肥者能减掉更多的脂肪而不仅仅是体重，并且心肺功能得到了提高。

运动减肥者能够更多地减掉内脏脂肪，这些脂肪正是许多慢病的罪魁祸首。即便在体重没有明显下降的运动人群中，内脏脂肪也有所下降，减少了心血管疾病的风险。

> Q　**每天一万步，有根据吗？**
>
> A　根研究显示，每天走路少于 5000 步的人将每日步数增加到 10000 步左右，在不对饮食做任何控制的情况下，平均每月减重 1.3 千克，并且能够降血压（舒张压下降 3.8 毫米汞柱），但是对于空腹血糖和血脂没有太大改善。
>
> Q　**锻炼到什么程度才能够减肥呢？**
>
> A　在完全不控制饮食的情况下，想要做到真正减重，需要较大运动量。如每周运动 150 分钟左右，平均每天运动消耗 160~280 千卡，减重不超过 2 千克。
>
> 想做到减重，需要每天运动消耗 500 千卡（女性）或者 700 千卡（男性），3 个月左右才可以减重 5%~7%。
>
> Q　**500 千卡和 700 千卡是什么概念呢？**
>
> A　在跑步机上跑 1 小时（速度 6~8 千米 / 时），对于体重 50 千克的人可以消耗 500 千卡，对于体重 70 千克的人可以消耗 700 千卡。

第 **3** 章

控糖减脂，内脏脂肪不增加，
腰围轻松瘦

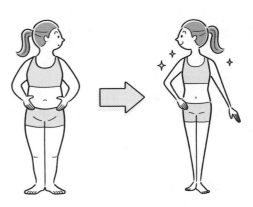

内脏脂肪大敌之一：糖摄入超标

糖是如何让内脏脂肪增加的

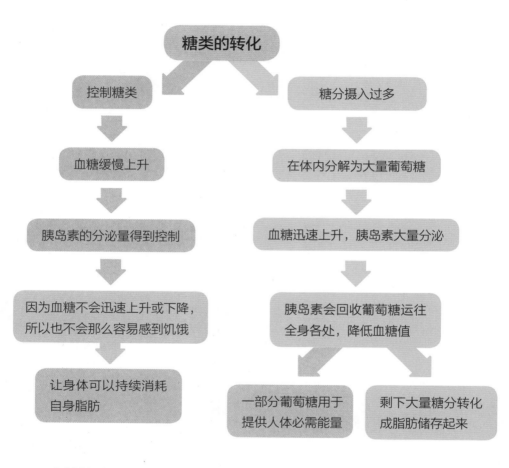

高糖饮食让人变胖的 3 个原因

脂肪新生

摄入的精制碳水首先给身体供能，剩下的作为糖原储备起来，还用不完则被转化为脂肪。

碳水上瘾

简单糖会让人产生幸福感，让人越吃越想吃，不知不觉就超量了，导致肥胖。

胰岛素抵抗

经常摄糖过量，胰岛素会一直处于分泌状态，导致胰岛素抵抗。此时的身体就会释放储存脂肪的信号，使人发胖。

为什么减糖能让人变瘦

　　了解了发胖和燃脂的原理，你就会明白控糖是多么重要，因为减糖能使血糖值保持稳定，不易堆积脂肪。

减糖让身体利用脂肪供能

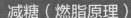

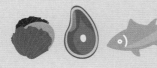

吃高蛋白食物

分解为氨基酸
血糖值平稳上升
分泌必要的胰岛素
氨基酸代谢利用以维持身体功能

利用脂肪

利用脂肪供能，减少脂肪堆积

血糖值保持稳定

不容易饿

燃烧脂肪

减少糖分摄入
引导利用脂肪
减少脂肪堆积
塑造健美身材

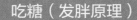

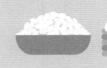

吃高糖食物

分解为葡萄糖，进入血液
血糖值迅速上升
大量分泌胰岛素
葡萄糖转化为能量或暂时以糖原
的形式储存在肝脏中

堆积脂肪

利用糖原供能，难以利用脂肪

血糖值急剧下降

很快就饿

生成脂肪

摄入过多糖分
身体储存脂肪
不断发胖
引发慢病

吃白糖、白米饭和杂粮饭，有什么区别

根据糖分含量和它们之间的复杂联接程度，碳水化合物大致可分为：简单碳水化合物和复合碳水化合物。

简单碳水化合物

也就是人们常说的糖，能迅速为身体提供热量，如蔗糖（白糖、糖果等）、水果中的果糖。也包括饼干、蛋糕、碳酸饮料、蜂蜜、白米饭及精制面粉制成的面条、馒头等食物。

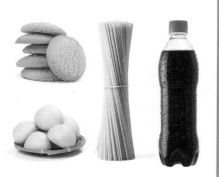

复合碳水化合物

主要是以富含膳食纤维的食物为主，包括谷物粗粮和根类蔬菜。荞麦、燕麦、藜麦、小米、糙米、豆类、红薯、玉米等都属于复合碳水化合物食物。

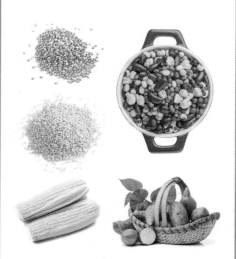

升糖对比

血糖升得快、降得快，很快就会有饥饿感，让人更想吃东西。简单总结为起效快、持续时间短。

与精制碳水化合物相比，复合碳水化合物在人体内的消化速度慢，可持久供能，饱腹感强。

糙米相对于精米含有更丰富的营养素，其中膳食纤维、B 族维生素、维生素 E 含量尤为明显。

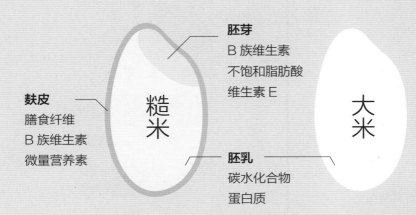

胚芽
B 族维生素
不饱和脂肪酸
维生素 E

麸皮
膳食纤维
B 族维生素
微量营养素

糙米

大米

胚乳
碳水化合物
蛋白质

白糖	白米饭	杂粮饭
每100克含糖量99.9克。	每100克含糖量25.9克。	每100克含糖量15.1克。

· **优点**
为人体提供糖分和热量，同时满足味蕾。

· **缺点**
升糖指数高，易堆积脂肪，对身体弊大于利。

· **优点**
提供人体必需的碳水化合物和蛋白质。精加工，口感好。

· **缺点**
精加工后导致一部分营养流失，营养成分不完全。

· **优点**
含维生素、矿物质及膳食纤维。膳食纤维的饱腹感强，更耐饿，更有利于减糖。

· **缺点**
膳食纤维难消化，对胃肠功能欠佳的人不友好。

内脏脂肪大敌之二：膳食脂肪过多

脂肪是如何让内脏脂肪增加的

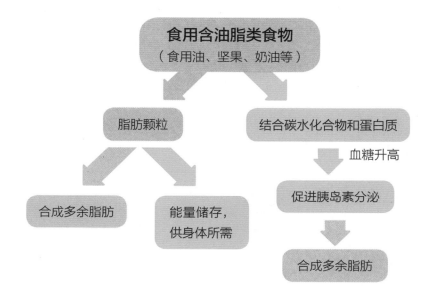

脂肪让人变胖的三个原因

脂肪热量密度较高
1克蛋白质和1克碳水化合物在体内氧化代谢能够产生4千卡的热量，1克脂肪则能产生9千卡。

饱和脂肪酸摄入过多
饱和脂肪酸多存在于动物脂肪及乳脂中，富含胆固醇，容易让人发胖。

反式脂肪酸摄入过多
反式脂肪酸需要长达50~60天才能被完全代谢，还会导致胆固醇升高，进而引发高胆固醇血症。

减少膳食脂肪，1年多瘦10千克

　　膳食脂肪是指每日所吃各种食物含油脂的总和。主要有食用植物油、动物性食物、豆制品、坚果等主要食物来源。

计算一下，膳食脂肪是否吃多了

根据我国营养学会建议，膳食脂肪供给量不宜超过总热量的 30%。例如，一位身高 185 厘米从事轻体力工作的男性每天需摄入 2400 千卡。那么他需要摄入的脂肪：2400 千卡 ×30%=720 千卡，1 克脂肪约产能 9 千卡，即 720÷9=80 克，就能满足脂肪的摄入需求。

> **脂类平衡的方法**
>
> 一半来自动物（含饱和脂肪酸），另一半来自植物油（含不饱和脂肪酸）
>
> **动物脂肪 40 克** ≈ 1 拇指大小的猪油或牛油
>
> **植物脂肪 40 克** ≈ 30 毫升的炒菜油 + 20 克的坚果
>
> 值得注意的是，上面不包含反式脂肪酸，需控制反式脂肪酸的摄入。如果超过上面的量，就很容易导致内脏脂肪增加。

减少饱和脂肪酸，燃脂效率加倍

研究发现，日常减少摄入饱和脂肪酸，保证摄入量不高于总热量的 10%（饱和脂肪酸自带的酯香味会促进大脑释放多巴胺，快乐的情绪能增加抑制食欲的激素——瘦素的分泌，防止暴食），增加不饱和脂肪酸摄入，可以提高燃脂效率。

减少饱和脂肪酸的策略：

1 饮用脱脂奶或含脂 1% 的低脂牛奶。

2 尽量选择猪牛羊瘦肉、鱼肉，去皮的禽肉。

3 用蒸或煮的方法烹调肉类。不需另外加入油脂，并能使食物保留原有的营养素。

4 多进食鱼类。鱼类大多低脂，即使脂肪含量较高的鱼类如三文鱼或鲭鱼等也都含有健康的脂肪酸。

5 自制沙拉酱料，将加入的油量减半，或用有风味的醋替代。

根据不同目标逐步限糖法

瘦1~2千克——每日糖分摄入量200~250克

以下情况者，可以尝试轻度减糖。

1. 只想瘦1~2千克。

2. 对减糖半信半疑，但又跃跃欲试。

3. 离不开精白米面类食物，摄入蔬菜、蛋白质类食物过少。

4. 想健康减肥且不减肌肉。

5. 想减肥，但又不希望大幅改变现在的生活。

减糖方法

① 不吃白糖、蔗糖。

② 每餐糖分摄入量65~80克。

③ 米饭减至平时的2/3。

④ 尽量不在菜肴中添加糖。

⑤ 用白开水、淡茶水替代市售饮料。

⑥ 食用含糖量较低的水果，如苹果、柚子等。

⑦ 摄入足量蛋白质，按体重算每千克体重摄入1~1.5克蛋白质。

一日三餐减糖建议

早餐	午餐	晚餐
将1杯牛奶、1个水煮蛋、3片吐司，改成1杯牛奶、1个水煮蛋、1根小香肠、2片全麦面包	将正常饭量减至2/3	尽量自己在家做，减少高糖、高盐饮食。将正常饭量减至2/3，适量增加非根茎类蔬菜的摄入

注：减糖每日糖分摄入量不建议低于100克，且执行减糖最好控制在3个月内，最多不宜超过6个月。

瘦 2~5 千克——每日糖分摄入量 150~200 克

以下情况者，可以尝试中度减糖。

1. 目标瘦 2~5 千克，每个月减脂 2~3 千克。

2. 减糖已初见效果，想继续坚持。

3. 想减脂增肌。

4. 想平稳控制血糖，避免血脂异常。

5. 不能完全舍弃精白米面。

6. 想长期坚持，但又不想太辛苦。

减糖方法

① 每餐糖分摄入量 50~65 克。

② 米饭减至平时的 1/2。

③ 摄入足量蛋白质，按体重算，每千克体重摄入 1~1.5 克蛋白质。

④ 用白开水、淡茶水替代市售饮料。

⑤ 零食尽量选择奶酪、原味坚果等。

一日三餐减糖建议

早餐	午餐	晚餐
将 1 杯牛奶、1 个水煮蛋、3 片吐司，改成 1 杯牛奶、1 个水煮蛋、1 根香肠、2 片全麦面包，或者 1 杯牛奶加 1 份蔬菜蛋饼三明治（1 片面包、1 个鸡蛋、蔬菜组合）	将正常饭量减至 1/2	尽量自己在家做，减少高糖、高盐饮食。将正常饭量减至 1/2，适量增加非根茎类蔬菜的摄入

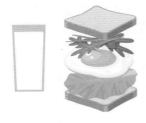 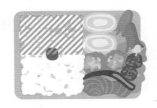 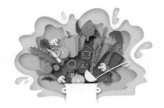

瘦 5 千克以上——每日糖分摄入量 100~150 克

不推荐长期应用。以下情况者，可以尝试重度减糖。

1. 想瘦 5 千克以上，短期内实现快速减脂。

2. 平时不太吃主食，可有可无。

3. 血糖过高，想改善饮食、控制血糖。

4. 减糖态度坚决，意志坚定。

减糖方法

① 每餐糖分摄入量 35~50 克。

② 米饭减至平时的 1/3。

③ 用汤或根茎类蔬菜代替米饭，增强饱腹感。

④ 选用低糖食材、调味品。

⑤ 可以适当增加用餐次数，只要总糖量不超标即可。

一日三餐减糖建议搭配

早餐	午餐	晚餐
将 1 杯牛奶、1 个水煮蛋、3 片吐司，改成 1 杯牛奶、1 个水煮蛋、1 根香肠、1 碟蔬菜	将正常饭量减至 1/3	尽量自己在家做，减少高糖、高盐饮食。不吃主食，可适量用非根茎类蔬菜等替代主食

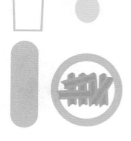
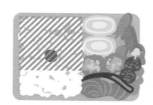
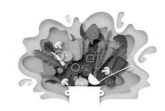

控好主食，精制糖减半，内脏脂肪不堆积

加粗粮，搭配肉、菜吃到饱

大米白面属于高 GI（血糖生成指数）碳水，食用后血糖会快速升高，人也容易饿。粗粮（如糙米、藜麦）GI 值较低，食用后血糖上升速度较缓，带来强饱腹感。搭配肉和菜，耐饿又燃脂。

先吃菜和肉，然后吃主食，防止过量摄入碳水化合物。

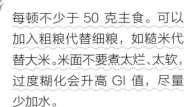

粗粮和细粮比例 3：2，口感糯而不糠。菜拌饭，可增加饭的体积。

每顿不少于 50 克主食。可以加入粗粮代替细粮，如糙米代替大米。米面不要煮太烂、太软，过度糊化会升高 GI 值，尽量少加水。

给米饭加"料"，吃饱才易维持瘦

米饭里面加点"胶"	米饭里面加点"菜"	米饭里加点"豆"
燕麦、大麦、海藻等食物中含有可溶性膳食纤维，煮饭、煮粥时放一些，可以延缓消化速度。	在米饭里加少许菜花、蘑菇、芦笋、金针菇、海带等高膳食纤维蔬菜，既能增加饭的体积，又能提高饱腹感。	黄豆、红豆、豌豆等豆类，不仅富含矿物质、膳食纤维、蛋白质，还可以延缓消化速度，米和豆 1：1 配合，可使饱腹感明显增强。

非要吃精白米面也有办法

直接将米饭减掉一半，以肉类和蔬菜代替，或者用低糖类的主食代替。如吃一碗热汤面，可以把面条减掉一半，以豆芽、豆腐、青菜等代替，不仅减糖，口感也更丰富，营养更均衡。

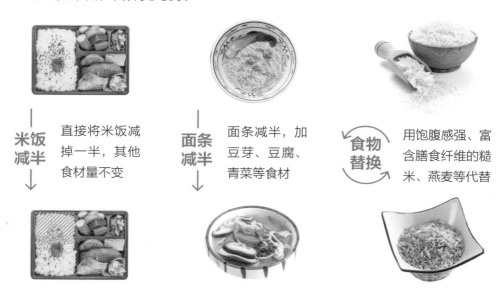

米饭减半　直接将米饭减掉一半，其他食材量不变

面条减半　面条减半，加豆芽、豆腐、青菜等食材

食物替换　用饱腹感强、富含膳食纤维的糙米、燕麦等代替

将主食从碗里减少一半，能收获什么

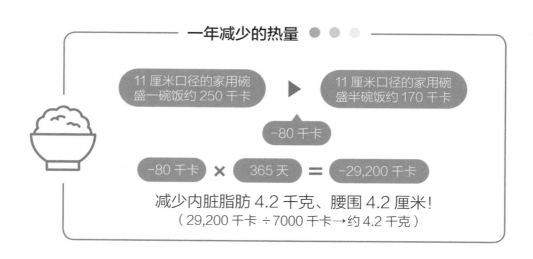

一年减少的热量

11 厘米口径的家用碗盛一碗饭约 250 千卡　▶　11 厘米口径的家用碗盛半碗饭约 170 千卡

-80 千卡

-80 千卡　×　365 天　=　-29,200 千卡

减少内脏脂肪 4.2 千克、腰围 4.2 厘米！
（29,200 千卡 ÷7000 千卡→约 4.2 千克）

南瓜薏米饭

材料 南瓜丁 200 克，大米 30 克，薏米 50 克。

做法

❶ 薏米洗净，浸泡 4 小时；大米洗净。

❷ 大米、薏米、南瓜丁和适量开水放入电饭锅中，按下"煮饭"键，至电饭锅提示米饭蒸好即可。

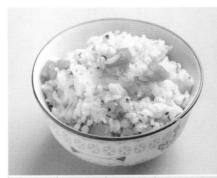

热量	糖类	蛋白质
165 千卡	34.7 克	5.1 克

什锦燕麦饭

材料 大米 80 克，虾仁 60 克，燕麦 50 克，西葫芦丁 30 克，洋葱丁、豌豆各 20 克。

调料 生抽、白胡椒粉各少许。

做法

❶ 燕麦洗净，浸泡 4 小时；大米洗净。将大米、燕麦和适量清水放入电饭锅中煮熟，盛出。

❷ 豌豆洗净，入沸水煮 3 分钟；虾仁洗净，去虾线，切段，加白胡椒粉、少许油略腌。

❸ 锅热放油，放入虾仁段、洋葱丁、西葫芦丁翻炒，炒至洋葱丁微透明，放入豌豆和燕麦饭，滴入生抽，翻炒片刻即可。

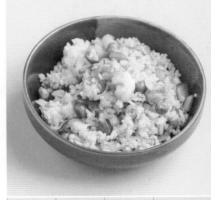

热量	糖类	蛋白质
256 千卡	53.8 克	9.8 克

注：1. 本书食谱均为 2 人份。为了方便大家更好地减糖，每道食谱的热量、糖类、蛋白质数据按照 1 人份来计算。热量数据统一到个位数，糖类和蛋白质数据统一到小数点后一位。

2. 本书所有食谱的营养素数据不包括调料和食用油。在日常生活中，可按照 1 克油 9 千卡热量来核算。《中国居民膳食指南（2022）》主张，每人每天油的摄入量控制在 25~30 克。日常生活中，大家可以买控油壶自行掌握油的用量。

3. 糖类即碳水化合物。

4. 鸡蛋一个按 60 克计，吐司一片按 35 克计。

5. 为提供更多食谱，节省版面空间，部分食材采用预制净菜名称（如南瓜丁、西葫芦丁等），请读者使用时自行预加工。

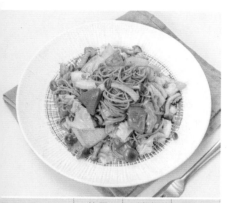

时蔬拌荞麦面

材料 圆白菜块 100 克，蟹味菇段 80 克，猪肉馅、荞麦面各 50 克，红、黄彩椒块各 25 克。

调料 生抽、盐各适量，葱末、姜末各少许。

做法

❶ 猪肉馅用生抽腌 10 分钟；荞麦面煮熟。

❷ 锅热放油，爆香葱末、姜末，放肉馅、蟹味菇段煸炒。放入圆白菜块、彩椒块炒熟，调入盐，盛出后放在荞麦面上拌匀即可。

热量	糖类	蛋白质
147 千卡	24.3 克	9.3 克

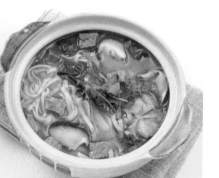

牛肉番茄汤面

材料 牛肉块 100 克，番茄块 80 克，挂面、油菜、鲜香菇片各 50 克，山楂 10 克。

调料 葱末、香菜碎、盐各少许。

做法

❶ 牛肉块焯水后放锅中，加适量清水和山楂煮 40 分钟。油菜洗净。

❷ 锅热放油，炒香葱末，放番茄块炒至软，加清水煮开，放入挂面、牛肉块、鲜香菇片，待面条煮熟后，放入油菜稍煮，调入少许盐和香菜碎即可。

热量	糖类	蛋白质
166 千卡	23.8 克	14.7 克

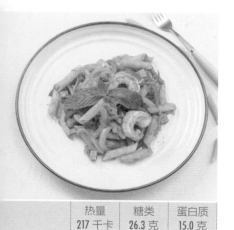

虾仁时蔬通心粉

材料 虾仁、洋葱丝各 100 克，通心粉 50 克，火腿丁 40 克，红、黄彩椒丝各 25 克，水发干贝 10 克。

调料 橄榄油、番茄酱、薄荷叶各少许。

做法

❶ 锅中放水烧开，放入通心粉煮熟，捞出过凉，沥干后倒适量橄榄油拌匀。

❷ 另起锅烧热，放橄榄油，放入虾仁、洋葱丝、干贝和火腿丁，加番茄酱炒匀，放入通心粉和红、黄彩椒丝，摆上薄荷叶即可。

热量	糖类	蛋白质
217 千卡	26.3 克	15.0 克

什锦土豆泥

材料 土豆块200克，胡萝卜丁、玉米粒、豌豆各20克。

调料 蒜末少许，盐、胡椒粉各适量。

做法

❶ 土豆块放入蒸锅蒸熟，用勺子碾成泥备用。

❷ 锅热放油，炒香蒜末，放入玉米粒、豌豆、胡萝卜丁翻炒3分钟，放入盐及胡椒粉，关火，加入土豆泥，用锅中余温将土豆泥炒拌均匀，盛出即可。

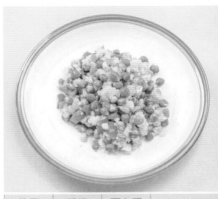

热量	糖类	蛋白质
106 千卡	22.4 克	3.9 克

香蕉紫薯卷

材料 紫薯块、香蕉段各100克，吐司2片，牛奶30克。

做法

❶ 紫薯块蒸熟，放入碗中，加入牛奶，用勺子压成紫薯泥。

❷ 吐司切掉四边，用擀面杖擀平，取紫薯泥均匀涂在吐司上，放上香蕉段，卷起，切小段即可。

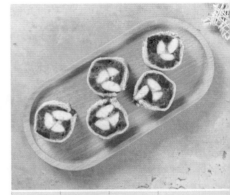

热量	糖类	蛋白质
184 千卡	39.7 克	4.2 克

金枪鱼开放式三明治

材料 金枪鱼罐头100克，番茄50克，吐司2片，生菜、洋葱各20克，鸡蛋1个。

做法

❶ 番茄洗净，切片；鸡蛋煮熟，去壳，切片；洋葱洗净，切碎；生菜洗净备用。

❷ 吐司上放生菜，从罐头里取出适量金枪鱼，铺在生菜上，依次铺上番茄片和鸡蛋片，再撒上洋葱碎即可。

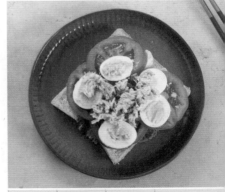

热量	糖类	蛋白质
192 千卡	20.3 克	17.5 克

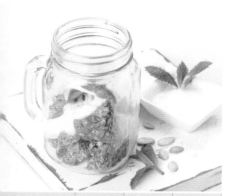

热量	糖类	蛋白质
280 千卡	36.7 克	11.4 克

红薯燕麦配酸奶

材料 红薯块、酸奶各100 克，熟葵花子、熟南瓜子各 20 克，燕麦片50 克，薄荷叶 5 克。

做法

❶ 红薯块上锅蒸熟，压成泥，加入燕麦片、熟南瓜子和熟葵花子，搅拌均匀，捏成 2 厘米见方的正方块。

❷ 烤箱烤 15 分钟，取出，凉凉后，倒入酸奶，装饰薄荷叶即可。

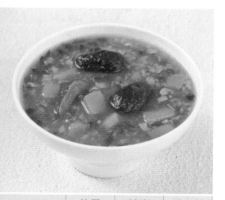

热量	糖类	蛋白质
179 千卡	38.8 克	6.3 克

南瓜红米粥

材料 红米 50 克，南瓜块 100 克，红枣 5 枚，红豆 40 克。

做法

❶ 红米、红豆洗净后用水浸泡 4 小时；红枣洗净，去核。

❷ 锅内加适量清水烧开，加入红米、红豆大火煮开后转小火煮 40分钟，加红枣、南瓜块煮至米烂豆软即可。

松仁玉米

材料 玉米粒 400 克，松仁、黄瓜丁各 50 克，枸杞子 10 克。

调料 盐适量，葱末、姜片各少许。

做法

❶ 锅热放油，松仁小火炒香，炒好后出锅备用。

❷ 锅留底油，炒香葱末、姜片后，倒入玉米粒、黄瓜丁、枸杞子翻炒至熟，加盐调味即可。

热量	糖类	蛋白质
281 千卡	35.1 克	8.2 克

时蔬黑椒牛肉卷

材料 牛肉丝125克，洋葱丝100克，黄瓜片80克，鸡蛋1个，番茄片、春饼皮各50克。

调料 迷迭香、黑胡椒粉、生抽、盐各少许。

做法

❶ 鸡蛋打散，煎成蛋皮，切丝。牛肉丝用黑胡椒粉、生抽、盐腌渍入味，煎熟，加入洋葱丝、黄瓜片和番茄片炒至断生。

❷ 准备好现成的春饼皮，放上食材，卷好，煎熟，切段，点缀迷迭香即可。

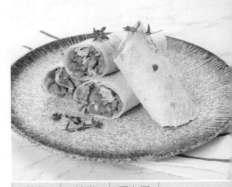

热量	糖类	蛋白质
194 千卡	13.2 克	20.2 克

韭菜豆渣饼

材料 黄豆渣50克，玉米面80克，韭菜碎40克，鸡蛋1个。

调料 盐、香油各少许。

做法

❶ 黄豆渣、玉米面、韭菜碎混合均匀，磕入鸡蛋，调入盐和香油搅匀，团成团，压成小饼状。

❷ 平底锅热放油，放入小饼烙至一面金黄后翻面，烙至两面金黄即可。

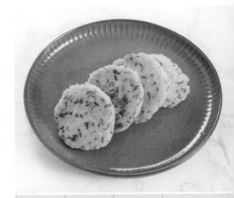

热量	糖类	蛋白质
175 千卡	28.3 克	7.0 克

荞麦煎饼

材料 荞麦粉30克，鸡蛋1个，豆腐丝20克，猪瘦肉丝50克，圆白菜丝、柿子椒丝各30克。

调料 酱油、盐各适量。

做法

❶ 荞麦粉中加入鸡蛋液、盐，搅拌糊状，用电饼铛烙成薄饼，待熟后，取出备用。

❷ 锅热放油，将肉丝、圆白菜丝、豆腐丝加盐、酱油炒熟，加入柿子椒丝略炒后，卷入薄饼内即可。

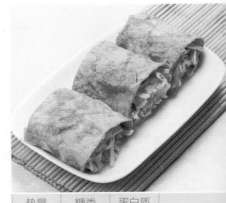

热量	糖类	蛋白质
155 千卡	13.5 克	13.4 克

畜禽肉减糖这样吃，补足优质蛋白，高效燃脂

选对部位、吃对量，代谢无负担

脂肪含量低的肉类特别适合需要减脂的人食用，有助于塑造体形。

牛肉

牛腿肉和牛里脊脂肪含量较少；牛肋脊肉、牛腩的脂肪含量较多。烹饪时，应去除白色的油脂。

猪肉

五花肉、肉馅的脂肪含量较多，应避免食用过多。猪腿肉和里脊脂肪含量少，蛋白质含量高，富含 B 族维生素，是值得推荐的食材。

鸡肉

需去除鸡皮后烹饪，鸡胸肉推荐食用。

如何简单估算蛋白质

> 1 份（35 克）豆鱼蛋肉类食物（肉类可选用牛瘦肉、猪瘦肉、鸡胸肉等，鱼类可选用鳕鱼、三文鱼等）中约含 7 克蛋白质
>
> 1 份（250 克）乳制品约含 8 克蛋白质
>
> 1 份（80 克）淀粉类食物约含 2 克蛋白质

为了估算方便，以 7 克蛋白质为例，采用手掌估算法。

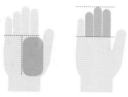

7 克蛋白质 = 一份豆鱼蛋肉类食物

≈ 1/2 手掌心大小、0.5 厘米厚度的肉

≈ 3 根手指大小、0.5 厘米厚度的肉

或

猪肉、牛肉
生重 35 克

鸡肉、鱼肉
生重 35 克

肉类健康减糖烹饪要点

在烹饪上下功夫，也可以避免脂肪和热量摄取过多。

用网烤、烤炉的方式去除多余脂肪

用网烤、烤炉的方式去除多余脂肪，再利用盐和柠檬汁调味，可以让味道更爽口。

搭配蔬菜、海藻、菌菇类一起吃

吃肉的时候，搭配蔬菜、海藻、菌菇类等，增加饱腹感，以免吃下太多肉。

内脏和皮的胆固醇含量高，避免食用

肝脏、鸡胗、鸡皮、猪皮等都含有高胆固醇，烹饪加工时应尽量去除。

蛋白质食物热效应更大，消耗更多热量

食物在人体经过咀嚼、消化、吸收以及代谢，所需要额外消耗的热量是不同的。

食物类型	食物热效应比例	进食 1600 千卡食物需要消耗的热量 / 千卡
纯碳水化合物	5%~6%	80~96
纯脂肪类食物	4%~5%	64~80
纯蛋白质类食物	30%~40%	480~640
混合型膳食	约10%	约160

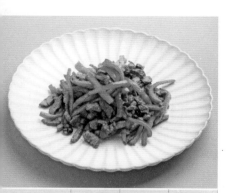

热量	糖类	蛋白质
125 千卡	4.9 克	16.2 克

青椒炒肉丝

材料 猪肉丝 150 克，柿子椒（青椒）丝 200 克。

调料 酱油、淀粉、料酒、豆瓣酱、盐各适量。

做法

❶ 猪肉丝加入盐、淀粉拌匀，腌制 10 分钟。

❷ 锅热放油，加入豆瓣酱炒香，加入肉丝炒至丝断生，加料酒和酱油翻炒均匀，加入柿子椒丝翻炒片刻即可。

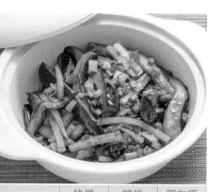

热量	糖类	蛋白质
99 千卡	6.0 克	12.0 克

肉末茄子煲

材料 猪肉末 100 克，茄子条 150 克，冬笋丝 50 克。

调料 葱末、姜末、盐各少许，生抽、淀粉各适量。

做法

❶ 猪肉末加淀粉和生抽腌渍 10 分钟。

❷ 锅热放油，放葱末、姜末爆香，放猪肉末炒至变色，放茄子条、冬笋丝翻炒几下，加生抽、盐烧至茄子条入味，然后倒入预热的小煲内，小火焖 5 分钟即可。

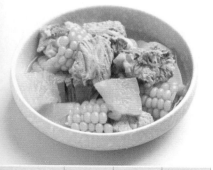

热量	糖类	蛋白质
288 千卡	13.8 克	14.9 克

冬瓜玉米烧排骨

材料 冬瓜块 200 克，猪排骨段 150 克，玉米段 100 克。

调料 葱段、蒜片、姜片各少许，生抽、盐各适量。

做法

❶ 猪排骨冷水入锅，焯烫去血水，捞出。

❷ 锅热放油，爆香葱段、蒜片、姜片，倒入排骨块翻炒，加入生抽，再加入玉米段及适量热水煮 50 分钟，加冬瓜块煮 10 分钟，放盐调味即可。

萝卜炖牛腩

材料 牛腩块150克，白萝卜块250克。

调料 料酒、酱油、盐、大料各少许，葱末、姜片各适量。

做法

① 牛腩块冷水入锅焯烫，捞出。另起锅放入牛腩块、酱油、料酒、姜片、大料和适量清水，大火烧沸后转小火炖2小时。

② 加入白胡萝卜块，继续炖至熟烂，放入盐拌匀，撒上葱末即可。

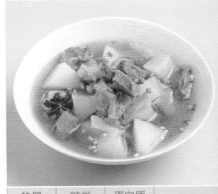

热量	糖类	蛋白质
269千卡	5.0克	13.7克

蒜香牛肉粒

材料 牛肉丁200克，红、黄彩椒丁各50克，蒜片20克。

调料 黑胡椒粉少许，盐2克。

做法

① 牛肉丁加黑胡椒粉、油腌渍半小时。

② 锅热倒油，将牛肉丁煎至七成熟，倒入蒜片、彩椒丁翻炒均匀，加盐调味即可。

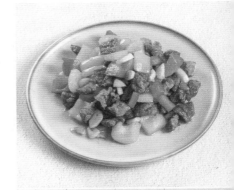

热量	糖类	蛋白质
139千卡	7.3克	22.4克

金针牛肉

材料 牛瘦肉片200克，金针菇150克。

调料 红尖椒碎少许，淀粉、盐各适量。

做法

① 牛瘦肉片用淀粉、盐腌制5分钟。

② 锅热放油，爆香红尖椒碎，放牛瘦肉片和金针菇，炒至将熟，调入盐即可。

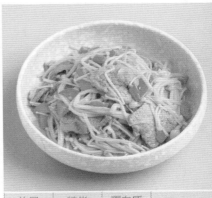

热量	糖类	蛋白质
137千卡	5.8克	23.1克

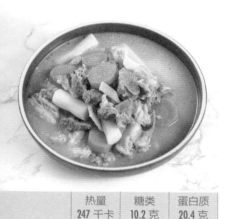

山药胡萝卜羊肉汤

材料 羊肉块200克，胡萝卜片、山药段各100克。

调料 盐2克，姜片、葱段、胡椒粉、料酒各适量。

做法

❶ 羊肉块焯水，捞出。锅热放油，炒香姜片和葱段，放入羊肉块翻炒几下。

❷ 砂锅内放入炒好的羊肉块、适量清水和料酒，烧开后炖2小时；加胡萝卜片、山药段再炖15分钟，加盐、胡椒粉调味即可。

热量	糖类	蛋白质
247千卡	10.2克	20.4克

葱爆羊肉

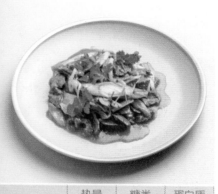

材料 羊腿肉片200克，大葱段100克，蛋清半个。

调料 蒜片、香菜段、姜片、淀粉、水淀粉、盐、生抽、醋各适量。

做法

❶ 羊肉片用盐、生抽、蛋清、水淀粉腌渍20分钟，放淀粉抓匀。

❷ 锅热放油，炒香姜片、蒜片，放入羊肉片滑炒变白后，放葱段翻炒，加入盐、生抽、醋，炒到大葱变软，放入香菜段提味即可。

热量	糖类	蛋白质
208千卡	2.9克	20.4克

五彩蔬菜羊肉串

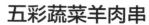

材料 羊肉块100克，洋葱块、柿子椒块、胡萝卜片、鲜香菇块各30克。

调料 烧烤料少许。

做法

❶ 锅热放油，羊肉块煎至五成熟。

❷ 将上述食材穿成串，刷一层植物油和烧烤料，放进180℃预热的烤箱中层，上下火烤15分钟即可。

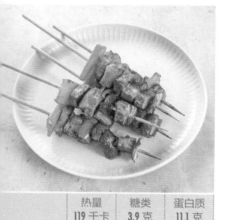

热量	糖类	蛋白质
119千卡	3.9克	11.1克

黄焖鸡

材料 鸡腿块 240 克，柿子椒块、洋葱丝各 100 克，鲜香菇块 50 克。

调料 料酒、老抽、姜片、大料、盐各少许。

做法

1. 锅热放油，放入鸡腿块翻炒，加料酒、姜片、大料炒匀，加老抽上色，加鲜香菇块炒匀。

2. 加水没过鸡腿块，大火烧开，小火焖 20 分钟，加盐，大火收汁，放入柿子椒块、洋葱丝翻炒至熟即可。

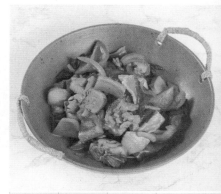

热量	糖类	蛋白质
211 千卡	7.7 克	25.9 克

烤鸡翅时蔬沙拉

材料 鸡翅 200 克，紫甘蓝丝、圆白菜丝各 80 克，小香芹叶 30 克，熟腰果 10 克。

调料 油醋汁、烧烤料、酱油各适量。

做法

1. 鸡翅两面划刀，放酱油和烧烤料腌渍 1 小时。烤箱上下火烤 20 分钟。

2. 将圆白菜丝、紫甘蓝丝和小香芹叶铺在盘底，淋上油醋汁拌匀，放上鸡翅和熟腰果即可。

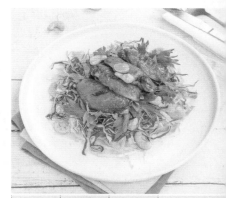

热量	糖类	蛋白质
254 千卡	11.1 克	22.5 克

蒜蓉鸡胸肉

材料 鸡胸肉 200 克，蒜蓉 30 克。

调料 料酒、生抽、老抽、盐各适量。

做法

1. 鸡胸肉横刀分成两部分，放上蒜蓉，加入料酒、生抽、老抽、盐，腌渍 30 分钟。

2. 平底锅倒油烧热，将鸡胸肉放入锅内煎至两面金黄，可加少许水，加锅盖焖 1 分钟即可。

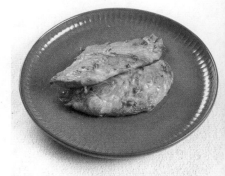

热量	糖类	蛋白质
137 千卡	4.8 克	25.3 克

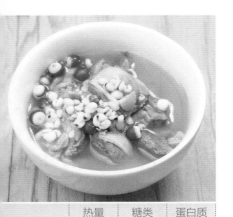

热量	糖类	蛋白质
247 千卡	23.4 克	22.1 克

芡实薏米老鸭汤

材料 老鸭块 200 克，芡实 30 克，薏米 50 克。

调料 姜片、盐各适量。

做法

❶ 薏米、芡实洗净，清水浸泡 4 小时。

❷ 鸭肉块、姜片放入锅内，加适量清水大火烧开，加入薏米和芡实，转小火炖 2 小时，加盐调味即可。

梅子薄荷鸭

材料 鸭肉块 200 克，话梅 5 颗，鲜薄荷碎 5 克。

调料 米酒、老抽、生抽各少许，姜片、大料各适量。

做法

❶ 锅热放油，放姜片爆香，再放鸭肉块煸香，倒入米酒继续煸炒。

❷ 鸭肉块炒至金黄色时加入生抽、老抽炒匀，然后放大料、话梅，再倒入适量清水，翻炒均匀后开小火焖一会儿。

❸ 收汁后倒进切碎的薄荷叶，翻炒均匀即可。

热量	糖类	蛋白质
148 千卡	3.9 克	18.4 克

豆角烧鸭

材料 鸭肉块 200 克，豆角段 150 克。

调料 姜片、蒜片、柠檬片各少许，盐、老抽、白糖各适量。

做法

❶ 鸭肉块放柠檬片，抓拌均匀，腌制 20 分钟。

❷ 锅热放油，爆香姜片、蒜片，放鸭肉块炒至鸭肉发白，加盐、老抽翻炒至鸭肉七成熟时放豆角段，烧熟即可。

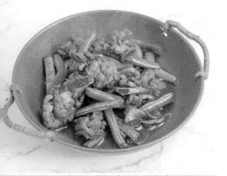

热量	糖类	蛋白质
160 千卡	5.9 克	20.2 克

水产品减肥这样吃，
打碎脂肪，越吃越瘦

鱼虾类水产品，除了含有易消化吸收的蛋白质外，脂肪含量普遍较低，并且以丰富的不饱和脂肪酸为主，对心血管的健康大有益处，可降血脂、改善凝血机制，减少血栓形成。

鱼肉中含有丰富的 DHA（二十二碳烯酸）和 EPA（二十碳五烯酸），有益脑、降血脂的作用。

优质蛋白水产品，减脂也能放心吃

身体和味蕾一个都不想辜负，既要低脂低油低热量，又要好吃好看好营养。鱼虾就是这样一类高蛋白、低脂肪、矿物质丰富的安心之选。

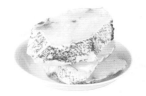

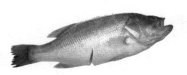

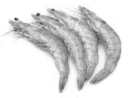

鳕鱼	鲈鱼	虾
热量低，富含镁元素，可以促进肾上腺激素分泌，增强体内新陈代谢水平，达到燃烧脂肪的效果。	含有多不饱和脂肪酸，可以降低血液中脂肪的堆积。富含优质蛋白质，可以满足人体所需的营养，还不会使人发胖。	高蛋白、低脂肪、营养好吸收。可以和各种蔬菜搭配，非常适合减脂人群。

有效利用水产品营养，烹饪重点

内脏脂肪高的人，一般胆固醇也高，宜适当吃鱼虾。因为鱼虾含有不饱和脂肪酸和多不饱和脂肪酸，能够降低胆固醇和血脂浓度，防止脂肪堆积；也能够提高细胞活性，帮助身体进行细胞代谢。

将鱼虾列入每天的配菜中
三餐中至少一餐有鱼虾，每天保证摄取鱼虾中的营养。

新鲜食材要趁新鲜的时候吃
EPA、DHA 放久容易氧化，所以，新鲜生鱼的保健效果比鱼干大。

鱼烹饪最好不要用油煎炸
油煎炸后的热量会增高，尽量少用油煎炸的方式烹调。

虾蟹类的头、卵胆固醇含量高，应适量食用
虾蟹类胆固醇大多集中在头部和卵中，食用时可除去这部分。

不同烹饪方式下的含糖量与热量

清炖或清蒸鲫鱼
含糖量 2.8 克
135 千卡 /100 克

跑步 16 分钟

清炖或清蒸可以保持食材原有的味道，又不用担心糖量超标。

红烧鲫鱼
含糖量 5.7 克
167 千卡 /100 克

跑步 20 分钟

红烧会使用大量的冰糖或者白糖，不仅含糖量高，还会促进食欲，增加进食量，对减糖不利。

油炸鲫鱼
含糖量 3.0 克
277 千卡 /100 克

跑步 34 分钟

油炸后的鱼热量大大增加，容易堆积脂肪。

清蒸鲈鱼

材料 鲈鱼1条，柿子椒丝、红彩椒丝各20克。

调料 葱丝、姜丝、蒸鱼豉油、料酒各适量。

做法

❶ 鲈鱼处理干净，两面划刀，用料酒涂抹鱼身，加葱丝、姜丝腌渍20分钟。

❷ 鱼放盘内，铺剩余葱丝、姜丝，蒸15分钟。倒去盘内蒸鱼汤汁，倒入蒸鱼豉油，摆上柿子椒丝、红彩椒丝。锅热烧油，沸油淋在鱼上即可。

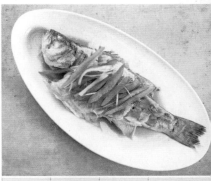

热量	糖类	蛋白质
110千卡	1.8克	19.8克

美味炖鱼

材料 草鱼块200克。

调料 姜片、蒜片各少许，葱花、盐、醋、老抽、大料各适量。

做法

❶ 锅热放油，放草鱼块煎至两面金黄，捞出。

❷ 留底油，放入姜片、蒜片、大料、桂皮炒出香味，放入老抽、醋和适量清水，大火煮开，下入煎好的鱼，大火收汁后，加盐调味，撒上葱花即可。

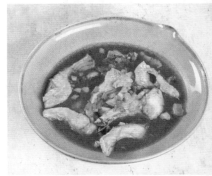

热量	糖类	蛋白质
113千卡	0克	16.6克

芹菜炒鳝丝

材料 鳝鱼段150克，芹菜段200克。

调料 葱末、姜末、蒜末各少许，料酒、酱油、盐各适量。

做法

❶ 鳝鱼段焯水捞出备用。

❷ 锅热放油，倒入姜末、蒜末、葱末、料酒炒香，倒入鳝鱼段、酱油翻炒至七成熟，倒入芹菜段继续翻炒几分钟，加盐调味即可。

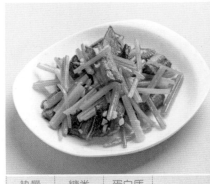

热量	糖类	蛋白质
80千卡	2.7克	18.9克

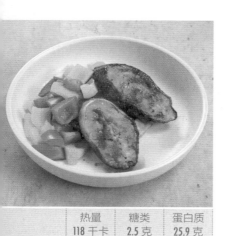

热量	糖类	蛋白质
118 千卡	2.5 克	25.9 克

彩椒香煎鳕鱼

材料 鳕鱼块250克,黄、红彩椒丁各30克。

调料 生抽、料酒各适量。

做法

❶ 鳕鱼块用厨房用纸吸干水分,淋上生抽腌渍10分钟。

❷ 锅热放油,放鳕鱼块煎至熟透,放入盘中。彩椒块放入沸水中焯熟,捞出沥干,摆放在鳕鱼旁边即可。

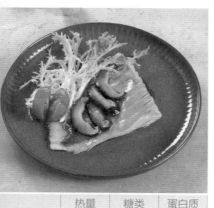

热量	糖类	蛋白质
78 千卡	1.5 克	9.3 克

照烧三文鱼

材料 三文鱼100克,鲜香菇片、圣女果块、苦菊段各20克。

调料 生抽、料酒、白糖、水淀粉、盐各适量。

做法

❶ 三文鱼加料酒、生抽腌渍10分钟。锅热放油,放入三文鱼煎至两面金黄,盛出。

❷ 留底油,放入白糖炒化,放香菇片,加盐,用水淀粉勾薄芡,制成照烧汁,浇到三文鱼上,搭配圣女果、苦菊即可。

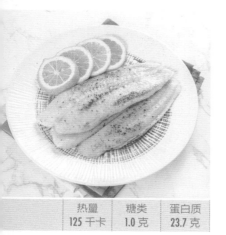

热量	糖类	蛋白质
125 千卡	1.0 克	23.7 克

柠檬巴沙鱼

材料 巴沙鱼段300克,柠檬片30克。

调料 黄油、盐、黑胡椒碎各少许。

做法

❶ 巴沙鱼段用厨房用纸吸干水分,挤入柠檬汁,撒盐、黑胡椒碎,腌渍20分钟。

❷ 锅热放油,黄油化开后加柠檬片,放入鱼段,中小火煎至两面金黄,盛出装盘即可。

蒜蓉蒸虾

材料 鲜虾 200 克。

调料 葱花、蒜末、姜片各少许，料酒、蒸鱼豉油各适量。

做法

❶ 将鲜虾切开虾背，去虾线，加料酒、姜片腌渍 10 分钟，上锅蒸熟。

❷ 锅热放油，放入蒸鱼豉油、蒜末炒香，浇在虾上，撒上葱花即可。

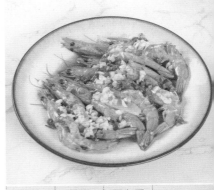

热量	糖类	蛋白质
93 千卡	2.8 克	18.5 克

香橙黑蒜虾球

材料 鲜虾仁 100 克，橙子片 30 克，橙肉、橙皮丝、黑蒜各 20 克。

调料 白葡萄酒、自制沙拉酱、芥末膏、黑胡椒、盐各适量。

做法

❶ 黑蒜加入芥末膏混合均匀，加入沙拉酱、黑胡椒、橙肉混合均匀，即为黑蒜橙子酱。

❷ 锅热放油，放入鲜虾煎至变色，加入白葡萄酒、盐，再加入黑蒜橙子酱炒匀，盛出放到橙子片上，点缀上橙皮丝即可。

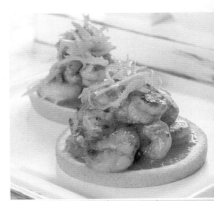

热量	糖类	蛋白质
72 千卡	6.6 克	10.7 克

鲜虾蒸蛋

材料 鲜虾 200 克，鹌鹑蛋 100 克，芦笋丁 50 克。

调料 胡椒粉、盐、生抽各少许。

做法

❶ 鲜虾去虾线、洗净，用盐和胡椒粉腌渍 5 分钟。在模具上刷植物油防粘，将腌渍好的大虾每只摆入一个模具中，每个模具打入 2 个鹌鹑蛋，放上芦笋丁。

❷ 盛虾的模具上蒸锅，大火蒸 5 分钟出锅，浇上生抽即可。

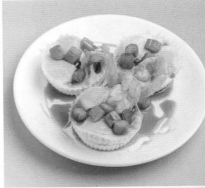

热量	糖类	蛋白质
178 千卡	4.7 克	25.7 克

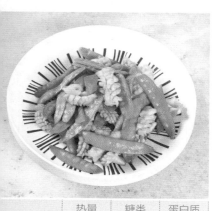

热量	糖类	蛋白质
107 千卡	3.1 克	23.3 克

酱爆鱿鱼

材料 鱿鱼段200克，荷兰豆100克，红彩椒丁20克。

调料 豆瓣酱、姜丝各适量。

做法

❶ 鱿鱼段焯至卷曲，捞出备用。

❷ 锅热放油，爆香姜丝，放入红彩椒丁和荷兰豆炒至断生，放入鱿鱼段同炒1分钟，调入适量豆瓣酱，翻炒出锅即可。

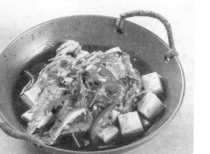

热量	糖类	蛋白质
218 千卡	4.3 克	32.2 克

黄花鱼豆腐煲

材料 黄花鱼300克，豆腐块150克，红彩椒丝50克。

调料 香菜碎、葱花、姜片、蒜末各少许，蒸鱼豉油、香菜段各适量。

做法

❶ 锅热放油，放入黄花鱼煎至两面金黄，盛出。

❷ 锅留底油，爆香葱花、姜片、蒜末，放豆腐块和黄花鱼，加适量水煮5分钟，加入香菜碎、红彩椒丝略煮，淋蒸鱼豉油即可。

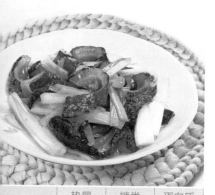

热量	糖类	蛋白质
38 千卡	3.1 克	6.7 克

葱烧海参

材料 水发海参200克，葱白段50克，枸杞子5克。

调料 姜片少许，酱油、盐、葱姜汁、水淀粉各适量。

做法

❶ 水发海参洗净，用沸水焯一下。

❷ 锅热放油，放葱白段爆香，加酱油、葱姜汁、姜片、枸杞子、海参烧10分钟，加盐，用水淀粉勾芡即可。

蒜香牡蛎

材料 牡蛎肉 300 克。

调料 蒜末、葱段各少许，料酒、生抽、盐各适量。

做法

1. 牡蛎肉在水里浸泡 5 分钟，洗净。

2. 锅热放油，煸香蒜末，放入牡蛎肉、料酒、生抽翻炒 3 分钟，加入葱段、盐炒匀即可。

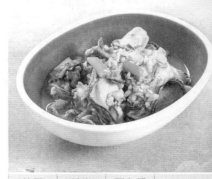

热量	糖类	蛋白质
100 千卡	11.6 克	8.5 克

清蒸螃蟹

材料 螃蟹 450 克。

调料 姜片、姜末、蒜末、生抽、醋各适量。

做法

1. 螃蟹刷洗干净；蒸锅里放姜片，放螃蟹大火蒸 20 分钟。

2. 另起锅放油，油热后倒入姜末、蒜末，炸出香味，加入生抽、醋、搅拌均匀，作为蘸料即可。

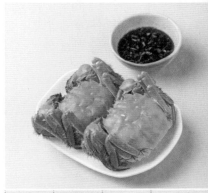

热量	糖类	蛋白质
214 千卡	10.6 克	31.5 克

扇贝南瓜汤

材料 扇贝肉、南瓜丁各 100 克，洋葱丁 40 克，松仁 10 克。

调料 黄油、盐、黑胡椒粉各适量。

做法

1. 松仁放入黄油锅中炒香。

2. 锅热放油，放入南瓜丁、洋葱丁翻炒 2 分钟，倒入适量水，煮至南瓜丁变软，加入盐、黑胡椒粉调味，放入扇贝肉煮熟，撒上松仁即可。

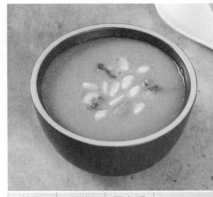

热量	糖类	蛋白质
82 千卡	6.8 克	6.8 克

蔬菜减糖这样吃，
高纤低卡，促进肠道蠕动

每餐吃组合蔬菜，减肥最快

相关研究认为，单一蔬菜的营养价值和减肥效果没有搭配后的好。

策略一："同种"蔬菜的搭配

所谓"同种"蔬菜是指烹炒时间相近、口味相似或互补的蔬菜，一般属于同一类别蔬菜，如胡萝卜、莴笋、西葫芦、土豆等，烹炒时可各取一种切丁炒成菜。这种混合菜色彩鲜艳，富含多种营养素，味美可口，减肥效果好。

策略二：杂烩菜

蔬菜与肉类同炒味道好。如圆白菜、鲜蘑菇、豆角、茄子等，配适量的肉类制成杂烩菜，这样营养齐全，又能提高消化速度。

策略三：冷拼蔬菜盘

选鲜生菜叶、黄瓜、番茄等蘸调料食用，可最大限度地保存丰富的营养素，又可增加燃脂效率。

蔬菜优先，用餐从蔬菜吃起

减糖时，先吃蔬菜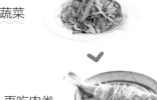

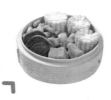 最后吃主食

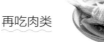 再吃肉类

蔬菜中的膳食纤维会将吃下肚的糖类食物包裹住，缓缓移动，从而抑制血糖值急剧上升。这种进餐方式，能让减糖更见成效，而且多吃膳食纤维可以预防便秘。

常吃菌藻类，不挨饿还瘦身

菌藻类热量低，还富含多糖类的膳食纤维，饱腹感更持久，有益于肠道有益菌的生长。

各种菌类

菌类除了膳食纤维还含有维生素D，能帮助对钙的吸收。

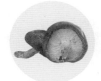 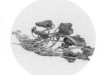 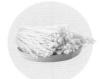

香菇	茶树菇	金针菇	杏鲍菇
含糖量1.4克	含糖量1.3克	含糖量3.7克	含糖量2.6克

各种海藻

藻类富含各种钙、镁等矿物质，而且含有丰富的水溶性膳食纤维，能为肠道细菌提供食物，从而改善肠道环境。

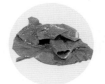 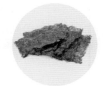 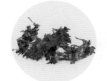

海带	海苔	紫菜
含糖量0克	含糖量0.3克	含糖量0.5克

小心高热量蔬菜，吃多易长胖

《中国居民膳食指南（2022）》推荐健康成年人每天食用谷物 200～300 克，其中全谷物和杂豆类 50～150 克，薯类 50～100 克，如果食用淀粉类蔬菜，建议相应减少主食的摄入量。

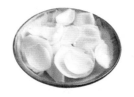

鲜百合
热量 166 千卡
碳水化合物 38.8 克

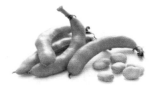

鲜蚕豆
热量 111 千卡
碳水化合物 19.5 克

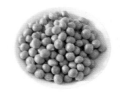

鲜豌豆
热量 111 千卡
碳水化合物 21.2 克

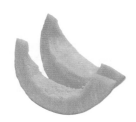

南瓜
热量 23 千卡
碳水化合物 5.3 克
南瓜蒸熟，可作为部分主食，不要吃过量，也别用白糖调味

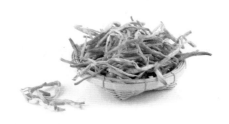

黄花菜
热量 214 千卡
碳水化合物 35 克

注：每 100 克可食部含量。

果仁菠菜

材料 菠菜段 200 克，熟核桃仁碎 30 克。

调料 醋、盐、香油各少许。

做法

❶ 菠菜段放入沸水中焯熟，捞出，沥干。

❷ 菠菜段和核桃碎放入盘中，加入盐、香油、醋搅拌均匀即可。

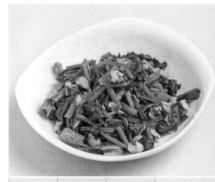

热量	糖类	蛋白质
126 千卡	7.7 克	3.8 克

凉拌苋菜

材料 苋菜段 450 克，熟白芝麻 10 克。

调料 盐适量。

做法

❶ 起锅烧水，水开后加点盐和油，放入苋菜段焯 30 秒，捞出，放凉开水中过凉。

❷ 过凉后的苋菜段撒熟白芝麻、盐，拌匀即可。

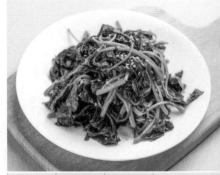

热量	糖类	蛋白质
106 千卡	14.9 克	7.2 克

圆白菜炒番茄

材料 圆白菜丝 150 克，番茄块 100 克，柿子椒条 50 克。

调料 蒜片少许，十三香、盐、醋各适量。

做法

❶ 锅热放油，放入蒜片炒香。

❷ 再放入圆白菜丝、番茄块、柿子椒条翻炒至熟，加盐、十三香、醋调味即可。

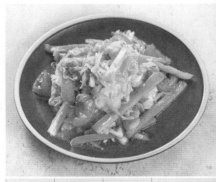

热量	糖类	蛋白质
30 千卡	6.0 克	1.9 克

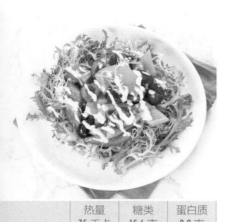

热量	糖类	蛋白质
75千卡	15.6克	3.3克

樱桃蔬菜沙拉

材料 樱桃 200 克，苦菊段、彩椒块各 100 克，酸奶适量。

做法

❶ 樱桃洗净，去子。

❷ 准备好的食材都放入盘中，淋上酸奶，拌匀即可。

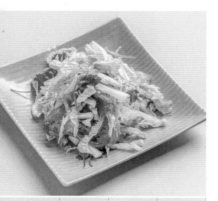

热量	糖类	蛋白质
45千卡	6.2克	4.4克

大白菜拌海蜇皮

材料 海蜇皮 150 克，大白菜丝 200 克。

调料 香菜段、蒜泥各少许，醋、盐、香油各适量。

做法

❶ 海蜇皮反复冲洗干净，浸泡 4~6 小时，中间换水 2~3 次，泡好后将海蜇皮焯水，切丝。

❷ 将海蜇皮丝、大白菜丝、盐、醋、蒜泥、香油和香菜段拌匀即可。

热量	糖类	蛋白质
32千卡	7.3克	2.3克

蒜蓉莜麦菜

材料 莜麦菜段 300 克，蒜末 30 克。

调料 生抽、盐各适量。

做法

❶ 锅热放油，爆香蒜末。

❷ 放入莜麦菜段翻炒，加盐和生抽翻炒均匀即可。

清炒扁豆丝

材料 扁豆丝 300 克。

调料 蒜片 10 克,盐适量。

做法

❶ 锅热放油,放入蒜片煸炒出香味。

❷ 放入扁豆丝翻炒,再加一点儿水略炒至熟,加盐调味即可。

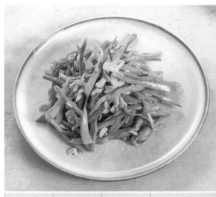

热量	糖类	蛋白质
51 千卡	10.1 克	3.7 克

荷塘小炒

材料 山药片、莲藕片各 100 克,胡萝卜片、荷兰豆各 50 克,干木耳 5 克。

调料 蒜片、盐各少许。

做法

❶ 干木耳用水泡发,洗净,撕小朵。依次将胡萝卜片、木耳、荷兰豆、莲藕片、山药片焯水。

❷ 锅热放油,放入蒜片爆香,放入所有蔬菜,迅速翻炒 2 分钟至熟,加盐调味即可。

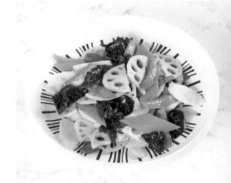

热量	糖类	蛋白质
74 千卡	16.9 克	2.8 克

清炒双花

材料 西蓝花、菜花各 100 克。

调料 蒜片 5 克,盐少许。

做法

❶ 西蓝花和菜花掰成小朵,洗净,放入沸水中焯烫,捞出过凉。

❷ 锅热放油,加蒜片爆香,放入西蓝花和菜花翻炒至熟,加盐调味即可。

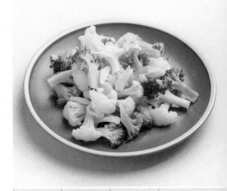

热量	糖类	蛋白质
27 千卡	3.6 克	2.8 克

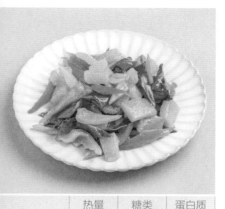

时蔬炒魔芋

材料 魔芋片 200 克，紫甘蓝条 100 克，柿子椒条、彩椒条各 50 克。

调料 蒜片少许，盐适量。

做法

① 魔芋片放沸水中焯烫，捞出，沥干。

② 锅热放油，放入蒜片炒至微黄，再放魔芋片翻炒均匀。加入柿子椒条、彩椒条、紫甘蓝条翻炒 2 分钟，加盐调味即可。

热量	糖类	蛋白质
39 千卡	10.8 克	1.7 克

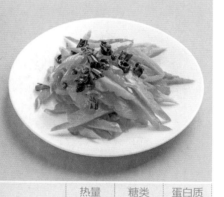

凉拌苦瓜

材料 苦瓜片 350 克。

调料 蒜末、干辣椒段各少许，盐、醋、香油、花椒各适量。

做法

① 苦瓜片焯熟，捞出，过凉，控干。苦瓜片和蒜末、盐、醋、香油拌匀。

② 锅置火上，倒油烧热后放入花椒、干辣椒段煸炒出香味，淋在苦瓜片上即可。

热量	糖类	蛋白质
38 千卡	8.6 克	1.7 克

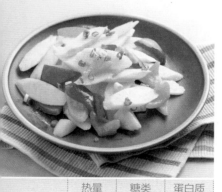

彩椒炒山药

材料 山药片 300 克，彩椒片 100 克。

调料 葱花、盐各适量。

做法

① 锅内放水，烧开，将山药片焯烫至熟。

② 起锅烧油，放葱花爆香，倒入彩椒片翻炒均匀，至彩椒外皮稍发皱，倒入焯过的山药片翻炒，出锅前调入盐，炒均后即可。

热量	糖类	蛋白质
98 千卡	21.8 克	3.5 克

蒜蓉蒸茄子

材料 茄子 400 克，蒜末 10 克，红彩椒丁 30 克。
调料 盐、葱花各适量。
做法

❶ 茄子洗净，从中间剖开，放入盘中。

❷ 锅内倒油烧热，放蒜末、红彩椒丁、葱花爆香，加入盐制成酱汁。

❸ 将爆香的酱汁浇在茄子上，放入蒸笼中，大火蒸 10 分钟后取出即可。

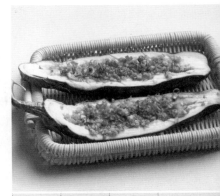

热量	糖类	蛋白质
56 千卡	12.1 克	2.6 克

美极洋葱

材料 洋葱丝 400 克。
调料 美极鲜酱油、醋、盐、香油各适量，香菜叶少许。

做法

❶ 将美极鲜酱油、醋、盐、香油倒入碗中调成味汁。

❷ 浇在洋葱丝上拌匀，放入香菜叶即可。

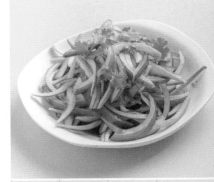

热量	糖类	蛋白质
80 千卡	18 克	2.2 克

虾皮小白菜

材料 小白菜段 200 克，虾皮 3 克。
调料 蒜末少许，盐适量。
做法

❶ 小白菜段焯水，捞出，沥干。

❷ 锅热放油，煸香虾皮、蒜末，放入小白菜段煸炒至熟，加盐调味即可。

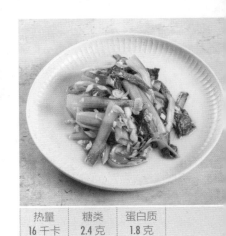

热量	糖类	蛋白质
16 千卡	2.4 克	1.8 克

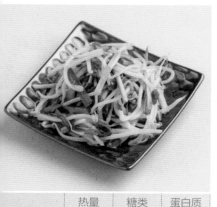

韭菜炒绿豆芽

材料 绿豆芽250克，韭菜段100克。

调料 葱丝、姜丝各少许，盐、醋各适量。

做法

❶ 绿豆芽掐去两头，洗净，捞出控干。

❷ 锅热放油，用葱丝、姜丝炝锅，随即倒入绿豆芽翻炒几下，再倒入韭菜段，放入盐、醋炒匀即可。

热量	糖类	蛋白质
32千卡	5.5克	3.4克

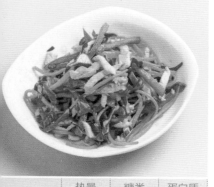

紫甘蓝鸡丝

材料 紫甘蓝丝200克，柿子椒丝、胡萝卜丝、鸡胸肉各50克。

调料 葱花少许，盐、香油各适量。

做法

❶ 鸡胸肉煎熟，撕成丝。

❷ 锅热放油，放葱花炒香，放入鸡丝和胡萝卜丝煸熟，下入紫甘蓝丝和柿子椒丝翻炒1分钟，用盐、香油调味即可。

热量	糖类	蛋白质
67千卡	9.3克	7.8克

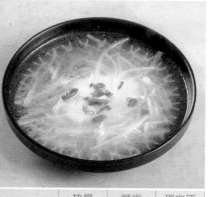

萝卜丝太阳蛋汤

材料 白萝卜丝200克，鸡蛋1个，枸杞子5克

调料 葱末少许，盐适量。

做法

❶ 锅热放油，磕入鸡蛋，将鸡蛋煎至两面金黄即为太阳蛋。

❷ 留底油，放入萝卜丝炒至变色，放入太阳蛋，加适量水，中火煮10分钟，放入枸杞子、盐、葱末调味即可。

热量	糖类	蛋白质
64千卡	6.3克	5.0克

彩蔬拌粉皮

材料 黄瓜丝、金针菇、菠菜段各50克，鲜粉皮、洋葱丝各30克，干木耳5克。

调料 苹果醋、盐、生抽各适量。

做法

❶ 木耳提前泡发好，撕小朵，焯水；金针菇和菠菜段，焯水。

❷ 将上述材料放入盘中，加入苹果醋、盐、生抽拌匀即可。

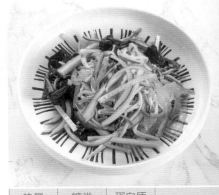

热量	糖类	蛋白质
41千卡	8.6克	1.9克

木耳烩丝瓜

材料 丝瓜块300克，水发木耳150克。

调料 盐、水淀粉各适量。

做法

❶ 水发木耳择洗干净，撕成小朵。

❷ 锅热放油，倒入丝瓜块和处理好的木耳翻炒至熟，用盐调味，水淀粉勾芡即可。

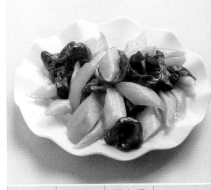

热量	糖类	蛋白质
50千卡	10.5克	3.1克

白灼芥蓝虾仁

材料 芥蓝400克，虾仁50克。

调料 酱油、盐、水淀粉、胡椒粉各适量，香油少许。

做法

❶ 芥蓝焯水，捞出；虾仁用盐、胡椒粉、水淀粉抓匀，腌渍10分钟。

❷ 锅热放油，下虾仁滑散后盛出，摆放在焯好的芥蓝上，将酱油、盐、香油调成白灼汁，倒在虾仁和芥蓝上即可。

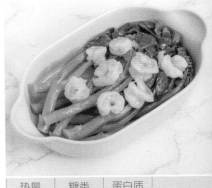

热量	糖类	蛋白质
60千卡	8.2克	8.8克

蛋奶减糖这样吃，
低糖、饱腹，代谢无负担

蛋奶是低糖、高营养密度食物

蛋、奶营养密度高，除了富含优质蛋白质，还富含人体必需的脂肪酸、维生素和矿物质，适量摄入有助于平衡免疫，增强体质。

鸡蛋

糖类 2.4 克
蛋白质 13.1 克
脂肪 8.6 克

牛奶

糖类 4.9 克
蛋白质 3.3 克
脂肪 3.6 克

注：每 100 克可食部含量。

蛋类加热时间不同，享受不同美味

煮 6 分钟：溏心

营养素能最大程度地保留，未能充分将沙门氏菌杀灭。

煮 8 分钟：半熟

能将沙门氏菌控制在安全范围，营养保留较完整。

煮 10 分钟：全熟

鸡蛋中的维生素 E、ω-3 脂肪酸可能有一定的氧化损失。

煮 12 分钟：熟透

口感下降，产生硫化亚铁，影响消化吸收。

低脂牛奶和全脂牛奶，怎样选

低脂牛奶	全脂牛奶
脂肪含量低于 0.5%	脂肪含量 3%~3.5%
营养价值	营养价值
营养价值有损失	营养价值较高，富含维生素和微量元素
饮用人群	饮用人群
适合血脂及血糖偏高的人群	适合正在发育的儿童、青少年，或需要补充营养的健康中老年人

注意事项

1. 建议不要空腹饮用，以免影响牛奶营养成分的吸收。

2. 牛奶不能与茶同饮。牛奶中含有丰富的钙离子，而茶叶中的鞣酸会阻碍钙离子在肠胃中的吸收。

含糖最少的是奶酪

在乳制品中，含糖量从高到低依次是酸奶、牛奶和奶酪。牛奶中含有丰富的乳糖糖类，虽然单位重量含糖量跟酸奶差不多，但牛奶是液体，量更小，所以含糖量偏低。在购买酸奶时，最好选择原味酸奶、碳水化合物较低的酸奶。

酸奶
含糖量 10.0 克

牛奶
含糖量 1.5 克

奶酪
含糖量 0.7 克

注：每 100 克可食部含量。

丝瓜炒鸡蛋

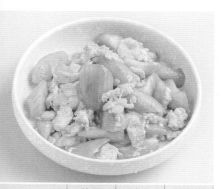

热量	糖类	蛋白质
114千卡	7.5克	9.8克

材料 丝瓜块300克，鸡蛋2个。

调料 姜末、葱末、蒜末各少许，盐适量。

做法

❶ 丝瓜块，入沸水焯烫，捞出沥干；鸡蛋打散，炒熟，盛出。

❷ 锅热放油，爆香姜末、葱末、蒜末，放入丝瓜块翻炒1分钟，加入炒好的鸡蛋，放盐炒匀即可。

青椒木耳炒鸡蛋

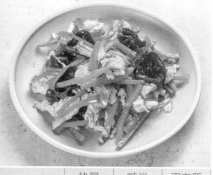

热量	糖类	蛋白质
53千卡	2.1克	4.6克

材料 鸡蛋1个，柿子椒丝、水发木耳各50克。

调料 葱末、姜末、蒜末各少许，生抽、盐各适量。

做法

❶ 鸡蛋打散，加盐搅匀成蛋液，炒熟，盛出；水发木耳撕小朵,焯水。

❷ 锅热放油，放葱末、姜末、蒜末爆香，放入木耳、柿子椒丝翻炒，再加入鸡蛋、生抽炒匀，加盐调味即可。

洋葱炒鸡蛋

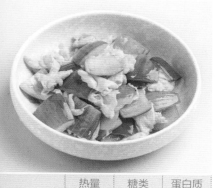

热量	糖类	蛋白质
81千卡	9.7克	5.0克

材料 鸡蛋1个，洋葱丝200克。

调料 盐适量，姜片少许。

做法

❶ 鸡蛋打散，炒熟后盛出备用。

❷ 锅热放油，加姜片爆香，倒入洋葱片翻炒，倒入鸡蛋略炒，加盐调味即可。

苦瓜煎蛋

材料 鸡蛋1个,苦瓜丁150克。

调料 葱末、盐、胡椒粉各适量。

做法

❶ 苦瓜丁,焯水,捞出;鸡蛋打散;将苦瓜丁和鸡蛋液混匀,加葱末、盐和胡椒粉搅拌均匀。

❷ 锅热放油,倒入调好的苦瓜丁蛋液,煎至两面金黄即可。

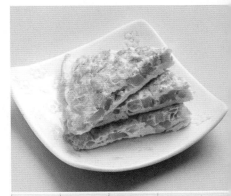

热量	糖类	蛋白质
58千卡	4.4克	5.7克

银鱼炒蛋

材料 鸡蛋2个,银鱼100克。

调料 葱花少许,盐适量。

做法

❶ 银鱼焯水,沥干备用;鸡蛋磕入碗内,加入银鱼、葱花、盐搅拌调匀。

❷ 锅热放油,将搅拌好的银鱼鸡蛋液倒入锅中,待蛋液凝固略熟,炒散至熟即可。

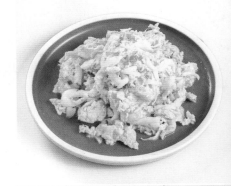

热量	糖类	蛋白质
136千卡	1.4克	16.5克

虾仁蒸蛋

材料 虾仁150克,鸡蛋2个。

调料 葱花少许,盐、香油各适量。

做法

❶ 虾仁洗净,挑去虾线;鸡蛋磕入碗中,加盐、温水、香油拌匀。

❷ 将装鸡蛋的碗放入锅中隔水蒸,蒸至七成熟时加入虾仁续蒸至熟,撒上葱花即可。

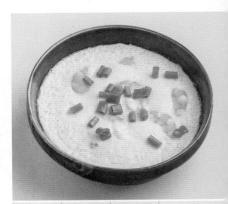

热量	糖类	蛋白质
118千卡	1.4克	15.6克

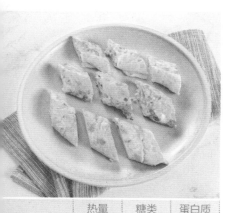

干贝厚蛋烧

材料 鸡蛋1个，番茄碎50克，干贝（干）10克。
调料 盐适量。
做法
❶ 干贝用水泡2小时，隔水蒸15分钟，切碎；
❷ 鸡蛋打散，放入盐、番茄碎、干贝碎搅拌均匀成蛋液。
❸ 锅热放油，均匀地倒一层蛋液，凝固后卷起盛出，切段即可。

热量	糖类	蛋白质
58千卡	1.8克	6.9克

土豆鸡蛋饼

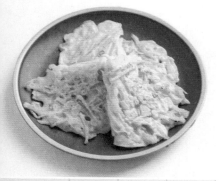

材料 土豆丝150克，鸡蛋1个，面粉50克。
调料 葱花、花椒粉、盐各适量。
做法
❶ 鸡蛋打散，放土豆丝、葱花和适量面粉，加入盐、花椒粉，再加适量水搅拌均匀制成面糊。
❷ 锅热放油，倒入面糊，小火慢煎，待面糊凝固，翻面，煎至两面金黄即可。

热量	糖类	蛋白质
189千卡	31.6克	8.5克

番茄鸡蛋汤

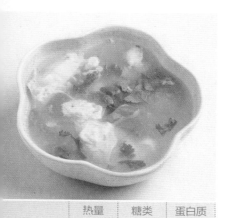

材料 番茄块150克，鸡蛋1个。
调料 盐、香油各适量，香菜段少许。
做法
❶ 鸡蛋磕入碗中，打散成蛋液。
❷ 锅置火上，加入清水大火煮沸，放入番茄块煮1分钟，淋入蛋液搅匀，下香菜段，淋香油、加盐调味即可。

热量	糖类	蛋白质
53千卡	3.2克	4.6克

坚果草莓酸奶

材料 原味酸奶300克，草莓50克，腰果、开心果仁、核桃仁各10克。

做法

❶ 草莓去蒂，洗净，切小丁。

❷ 原味酸奶倒入杯中，将草莓丁、核桃仁、开心果仁、腰果撒在酸奶上，搅拌均匀即可。

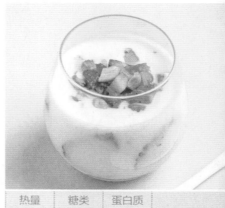

热量	糖类	蛋白质
205 千卡	20.7 克	7.7 克

杂粮坚果牛奶麦片

材料 原味牛奶100克，原味燕麦片50克，南瓜子、巴旦木、蔓越莓干各20克。

做法

❶ 牛奶倒入杯中，加燕麦片，放入微波炉中加热1分钟，加盖闷2分钟。

❷ 南瓜子、蔓越莓干、巴旦木加入杯中，搅拌均匀即可。

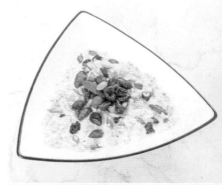

热量	糖类	蛋白质
244 千卡	25.6 克	10.5 克

鸡蛋水果沙拉

材料 原味酸奶、猕猴桃丁各100克，芒果丁50克，鸡蛋1个。

做法

❶ 鸡蛋煮熟，去壳，切小块。取盘，放入鸡蛋块、猕猴桃丁、芒果丁。

❷ 淋入适量原味酸奶，拌匀即可。

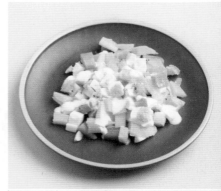

热量	糖类	蛋白质
116 千卡	15.0 克	6.1 克

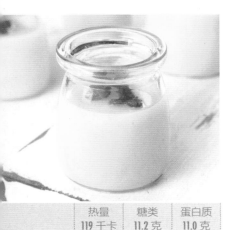

果干烤布丁

材料 牛奶200克，蔓越莓干、葡萄干各10克，鸡蛋2个。

做法

❶ 鸡蛋打入碗中，倒入牛奶一起搅拌均匀，放置半小时。

❷ 小瓶中放入葡萄干，倒入牛奶蛋液，表面加盖锡箔纸，放入烤箱烤35分钟，取出点缀葡萄干、蔓越莓干即可。

热量	糖类	蛋白质
119千卡	11.2克	11.0克

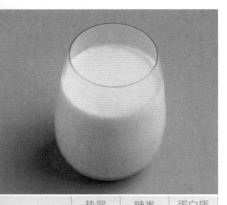

牛奶玉米汁

材料 玉米粒150克，牛奶300克。

做法

❶ 将玉米粒倒入豆浆机中，加适量清水至上下水位线之间。

❷ 煮至豆浆机提示做好，倒入牛奶即可。

热量	糖类	蛋白质
183千卡	24.6克	7.5克

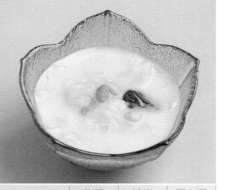

牛奶炖花生

材料 牛奶200克，花生米、水发银耳30克，枸杞子10克，红枣20克。

做法

❶ 花生米提前浸泡2小时；水发银耳撕小朵。

❷ 将花生米、水发银耳、枸杞子、红枣放碗中，加适量清水，入锅炖1小时，加入牛奶搅匀即可。

热量	糖类	蛋白质
158千卡	18.2克	6.0克

大豆减糖这样吃，营养燃脂效果好

减脂人群，为什么对大豆蛋白"情有独钟"

人体处在高消耗时，高蛋白、低脂饮食可将减脂效果最大化。

饱腹感强，有助于减少食物摄入

大豆在体内消化和代谢的时间长，可以减缓食物消化吸收的速度，带来较强的饱腹感，并有助于减少其他食物的摄入。

低热量，高食物热效应

大豆相对五谷杂粮，热量不高，食物热效应却高达 30%。因此与其他食物相比，摄入大豆有助于减脂。

有效促进新陈代谢

一方面，大豆蛋白可以促进肌肉生长和修复，提高基础代谢；另一方面，可增加人体内氮的代谢，促使人体多补充水分来平衡体液渗透压，提高水分代谢，并有效消除水肿。

促进脂肪燃烧

大豆蛋白可以抑制胰岛素分泌，增加胰高血糖素分泌，使胰岛素／胰高血糖素比率下降，从而达到抑制脂类生成，并加速脂类代谢的效果。

减糖时替代主食的优选食物

常见的大豆制品有豆腐、豆腐丝、豆腐皮、腐竹、素鸡等。豆腐的口味清淡，适合做成各式菜肴，不仅口感好，饱腹感也强；也可以用豆腐替代主食。

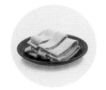

豆腐皮

含糖量 12.5 克
蛋白质 51.6 克

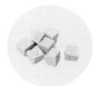

冻豆腐

含糖量 3.92 克
蛋白质 12.9 克

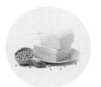

北豆腐

含糖量 3.0 克
蛋白质 9.2 克

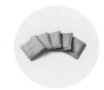

豆腐干

含糖量 9.6 克
蛋白质 14.9 克

注：每 100 克可食部含量。

豆浆比牛奶含糖量低

豆浆（指原味豆浆）比牛奶含糖量低，更适合减糖。豆浆里含有植物固醇，能有效减少人体胆固醇过度吸收。牛奶富含 B 族维生素、蛋白质和钙，有助于改善骨质疏松。

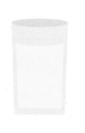

豆浆

含糖量 1.2 克
蛋白质 3 克

牛奶

含糖量 4.9 克
蛋白质 3.3 克

注：每 100 克可食部含量。

豆腐烧牛肉末

材料 豆腐片200克，牛肉末100克。

调料 葱花、姜片、蒜末各少许，蚝油、生抽各适量。

做法

❶ 锅热放油，放入葱花、姜片、蒜末、蚝油、生抽炒香，放入牛肉末翻炒至变色，加适量水。

❷ 水开后放入豆腐片，改中火煮5分钟，大火收汁即可。

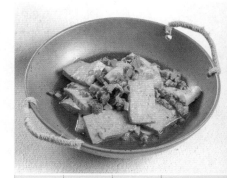

热量	糖类	蛋白质
141 千卡	4.1 克	17.3 克

豆腐烧虾

材料 豆腐片300克，净鲜虾120克。

调料 葱花少许，生抽、香油、盐各适量。

做法

❶ 锅热放油，放入豆腐片煎至两面金黄，盛出；净鲜虾入锅微煸至变色。

❷ 放入煎好的豆腐片，加入生抽、香油，少量水、盐，大火烧开，撒葱花即可。

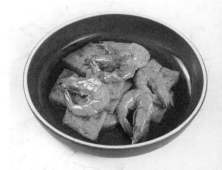

热量	糖类	蛋白质
182 千卡	6.8 克	21.1 克

皮蛋豆腐

材料 豆腐块300克，皮蛋块50克。

调料 蒜泥、姜末、葱花各少许，香油、生抽、醋、盐各适量。

做法

❶ 豆腐块放入盘中。

❷ 将皮蛋块、生抽、醋、盐、蒜泥、姜末、香油、葱花拌匀，浇在豆腐块上即可。

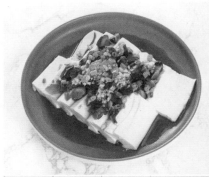

热量	糖类	蛋白质
171 千卡	6.6 克	13.6 克

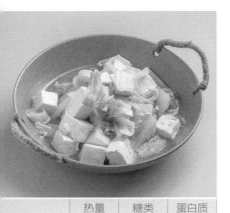

大白菜炖豆腐

材料 大白菜段 300 克，豆腐块 250 克。

调料 葱段、姜片各少许，盐适量。

做法

1. 锅热放油，放入葱段、姜片炒香。

2. 放入大白菜段翻炒片刻，加入清水使水没过白菜段，加入豆腐块，大火炖 10 分钟，加适量盐调味即可。

热量	糖类	蛋白质
135 千卡	9.3 克	10.6 克

番茄烧豆腐

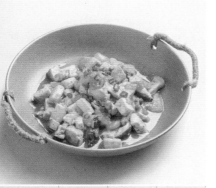

材料 豆腐块 400 克，番茄块 200 克。

调料 葱花少许，生抽、盐各适量。

做法

1. 锅热放油，放入豆腐块略炒，倒入番茄块，调入生抽略炒。

2. 盖锅盖焖煮 5 分钟，最后加盐、葱花炒匀即可。

热量	糖类	蛋白质
133 千卡	10.1 克	14.1 克

荠菜豆腐羹

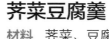

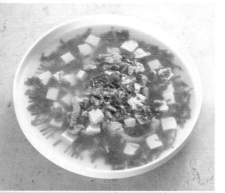

材料 荠菜、豆腐各 100 克，猪瘦肉 50 克。

调料 蒜末 5 克，盐 1 克，淀粉适量。

做法

1. 荠菜洗净，切碎；豆腐洗净，切块；猪瘦肉洗净，切丝，加入淀粉腌制 5 分钟。

2. 锅内倒油烧热，放入蒜末爆香，放入肉丝翻炒，再加适量清水、豆腐块煮开，加入荠菜碎略煮，加盐调味即可。

热量	糖类	蛋白质
93 千卡	4.8 克	9.8 克

香椿拌豆腐

材料 豆腐块300克,香椿100克。

调料 盐、香油各适量。

做法

❶ 豆腐块放入沸水中焯烫,捞出,沥干,装盘备用。

❷ 香椿择洗干净,焯烫,捞出,过凉,切碎,放在豆腐块上,加入盐、香油拌匀即可。

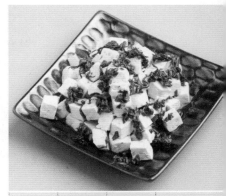

热量	糖类	蛋白质
151 千卡	10.5 克	10.7 克

凉拌四丝

材料 黄瓜丝50克,豆腐丝、大白菜丝、胡萝卜丝各40克。

调料 盐、生抽、醋各适量,蒜末、香油各少许。

做法

❶ 胡萝卜丝、黄瓜丝、大白菜丝焯熟。

❷ 将所有食材放盘中,加生抽、醋、盐、蒜末拌匀,淋上香油即可。

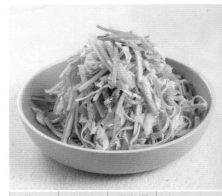

热量	糖类	蛋白质
104 千卡	5.5 克	11.0 克

豆腐皮鹌鹑蛋

材料 鹌鹑蛋120克,豆腐皮60克。

调料 大料、老抽、盐各适量。

做法

❶ 鹌鹑蛋煮熟,去壳;豆腐皮洗净,切条。

❷ 锅中放入适量清水、老抽、大料和盐,大火煮开后转小火煮出味。放入鹌鹑蛋、豆腐皮条,煮沸后继续煮10分钟关火,闷至常温即可。

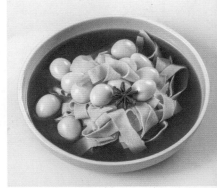

热量	糖类	蛋白质
230 千卡	5.0 克	23.1 克

芹菜拌腐竹

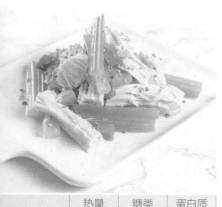

材料 水发腐竹段200克，芹菜段100克，胡萝卜丁50克，熟白芝麻少许。

调料 盐、香油各适量。

做法

❶ 水发腐竹段、芹菜段、胡萝卜丁依次焯水后放盘中。

❷ 加入熟白芝麻、盐拌匀，淋上香油即可。

热量	糖类	蛋白质
176千卡	5.6克	19.0克

蒿子秆炒豆干

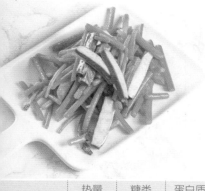

材料 蒿子秆段100克，豆腐干条50克。

调料 蒜末少许，盐、香油各适量。

做法

❶ 锅热放油，爆香蒜末。

❷ 放入蒿子秆段炒软，再放入豆腐干条翻炒，加盐调味，淋上香油即可。

热量	糖类	蛋白质
61千卡	4.3克	4.7克

豆腐丝拌胡萝卜

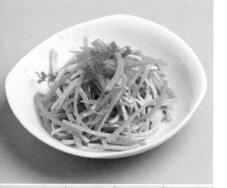

材料 胡萝卜丝200克，豆腐丝段100克。

调料 盐、香油各适量，香菜段少许。

做法

❶ 豆腐丝段和胡萝卜丝分别用沸水焯一下，捞出，沥干。

❷ 将胡萝卜丝、豆腐丝放入盘中，加盐、香菜段，滴入香油拌匀即可。

热量	糖类	蛋白质
133千卡	11.2克	11.7克

四喜黄豆

材料 黄豆120克，青豆粒、胡萝卜粒、莲子、猪瘦肉丁各30克。

调料 料酒、水淀粉、盐各适量。

做法

❶ 黄豆煮熟；莲子浸泡4小时后煮熟；瘦肉丁中加适量盐、料酒、水淀粉腌30分钟。

❷ 锅热放油，再加入黄豆、青豆粒、胡萝卜粒和莲子，将熟时，加入剩下的盐调味即可。

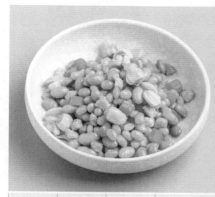

热量	糖类	蛋白质
302千卡	27.4克	27.4克

燕麦小米豆浆

材料 黄豆40克，燕麦20克，小米30克。

做法

❶ 黄豆、燕麦洗净，浸泡4小时；小米洗净，浸泡2小时。

❷ 将浸泡好的黄豆、燕麦、小米放入豆浆机中，加水至上下水位线之间，煮至豆浆机提示豆浆做好即可。

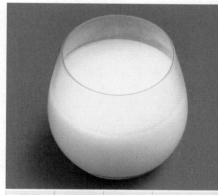

热量	糖类	蛋白质
166千卡	25.8克	9.3克

海带黄豆粥

材料 大米80克，海带丝50克，黄豆40克。

调料 葱末、盐各少许。

做法

❶ 黄豆提前浸泡6小时。

❷ 锅中加入清水烧开，放入大米和黄豆，大火煮沸后改小火慢慢熬煮至七成熟，放入海带丝煮约10分钟，加盐调味，最后撒入葱末即可。

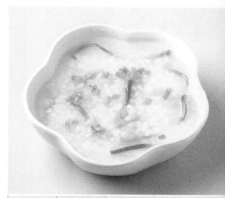

热量	糖类	蛋白质
220千卡	38.2克	10.4克

不同用餐场景，如何健康控糖

控糖，中式快餐怎么吃

推荐

米饭类	面食类	点心类
米饭吃一半，加一份蔬菜；不要吃配菜中的土豆，不要喝汤	面条吃一半，多加一份肉或鸡蛋，多加蔬菜，不要喝汤	尽量选择蒸的，避免油煎的点心

不推荐

米饭类	面食类	点心类
加入油和调料的炒饭或泡汤饭	只吃面喝汤，不加任何东西	加入了大量糖分和油脂的馅料

控糖，自选式食堂怎么吃

推荐

蔬菜类	砂锅类	红烧类
白灼菜心、大拌菜等	牛肉砂锅、三鲜砂锅等，避开淀粉类丸子	需要注意部分地区的红烧做法可能会偏甜
清蒸类		
清蒸鱼、清蒸排骨等		

不推荐

铁板类	糖醋类	油炸类
铁板鱿鱼、铁板烤肉等，为了不粘锅需要放很多油	糖醋排骨、糖醋里脊等，酱料中含有大量糖分	炸猪排、地三鲜、锅包肉等，外层往往包裹着非常多的淀粉

控糖，西式快餐怎么吃

推荐

饮料
黑咖啡或茶

牛肉汉堡
多放生菜、番茄、洋葱，不要酱

蔬菜沙拉
只用海盐、黑胡椒、橄榄油调味，不要市售沙拉酱

不推荐

含糖饮料

炸鸡块
炸薯条

鸡腿堡
鸡腿包裹了大量面粉并经过油炸处理

控糖，便利店怎么吃

推荐

即食无添加鸡胸肉
注意量，不要多吃。搭配时蔬沙拉一起吃

各种沙拉
不要放沙拉酱，用简单的橄榄油、海盐、黑胡椒调味即可

关东煮
鸡蛋、牛筋、豆腐、章鱼、白萝卜、圆白菜等

不推荐

包子
煎制的包子，油多、热量高

各类饭团和盒饭
主食占比偏多，并且酱汁中含大量的糖分

关东煮
土豆、油豆腐福袋、鱼饼、北极翅、各种淀粉丸子等

控糖，日式简餐怎么吃

推荐

杂粮饭
米饭吃一半，如果可以替换成糙米饭、五谷米更佳

套餐
尽量选择鱼类套餐，烤青花鱼、烤秋刀鱼等

冷食或配菜
用冷食或者配菜平衡热量，纳豆、温泉蛋、豆腐、拌海带菜等

不推荐

牛肉饭
肥牛热量高，建议把肥牛替换成牛里脊，用水焯熟

鸡肉饭
通常用含糖较高的调料进行烹调

照烧汁
制作这类套餐的照烧汁中含有大量糖分

控糖，火锅怎么吃？

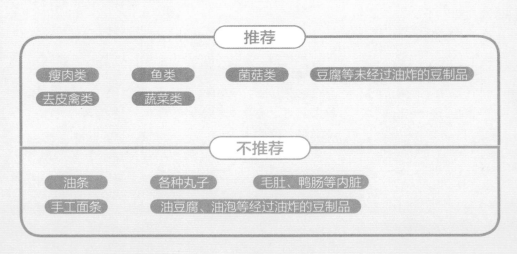

推荐

瘦肉类　鱼类　菌菇类　豆腐等未经过油炸的豆制品
去皮禽类　蔬菜类

不推荐

油条　各种丸子　毛肚、鸭肠等内脏
手工面条　油豆腐、油泡等经过油炸的豆制品

汤底尽量选择清淡类型，牛油火锅虽然糖分含量不高，但油脂含量过高。避开商家配好的酱料，用基础调料现吃现调。

第**4**章

三餐均衡，提升代谢，分解更多内脏脂肪

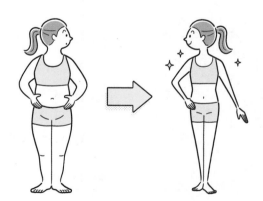

限热量均衡饮食法，用食物启动代谢力

什么是限热量均衡饮食法

限热量均衡饮食法就是在保证营养的基础上，通过降低饮食热量，营造热量缺口，达到减脂目的。

限热量均衡饮食法主要有三种方式。

在目标摄入量基础上，按一定比例递减（减少30%～50%）

在目标摄入量基础上，每日减少500千卡左右

每日供能1000～1500千卡

500 千卡等于多少食物

卡是热量单位，千卡与食物之间的转换需要精确的测量，粗略对比时可以理解为：

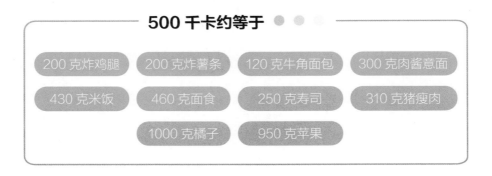

500 千卡约等于

- 200 克炸鸡腿
- 200 克炸薯条
- 120 克牛角面包
- 300 克肉酱意面
- 430 克米饭
- 460 克面食
- 250 克寿司
- 310 克猪瘦肉
- 1000 克橘子
- 950 克苹果

限热量均衡饮食法对各类营养素的基本要求

总热量的 40%～55%

以复合碳水化合物为主，每天保证摄入膳食纤维 25～30 克。严格限制简单糖（单糖、双糖）的食物或饮料的摄入。

矿物质和维生素

肥胖容易导致钙、铁、锌、维生素 A、维生素 D 及叶酸的缺乏。在减重的同时应补充维生素 D 和钙，以增强减重效果。

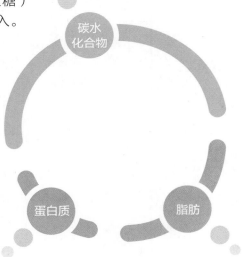

1.2～1.5 克／千克体重，或总热量的 15%～20%

适当提高蛋白质供给量比例，能在减重过程中维持氮平衡，同时具有降低心血管疾病风险、增加骨矿物质含量等作用。

总热量的 20%～30%

脂肪供能比例应与正常膳食一致，过低或过高都会导致膳食模式的不平衡。通过海鱼补充 $\omega-3$ 脂肪酸可以增强减重效果。

注：限制热量均衡饮食法同时考虑了限制热量和均衡营养的减脂需求，但仍然并不完善，尤其是需要结合饮食运动去塑造更好的身形的时候。

计算食量超简单

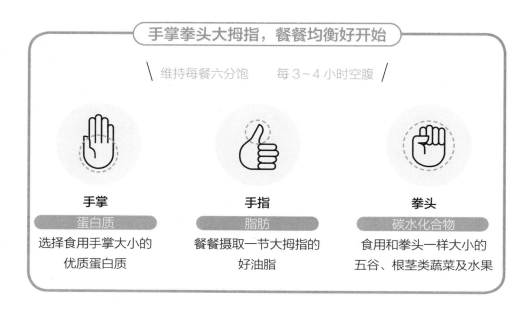

据相关研究人员发现，与每日 3 餐相比，每日 6 餐更有助于减肥。频繁进餐并保持总体热量消耗不变，有助于控制血糖，还能有效地抑制饥饿感。

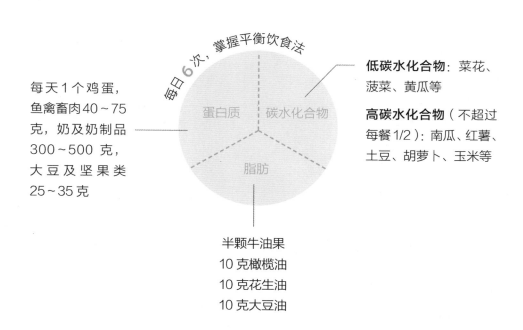

每天 1 个鸡蛋，鱼禽畜肉 40 ～ 75 克，奶及奶制品 300 ～ 500 克，大豆及坚果类 25 ～ 35 克

低碳水化合物：菜花、菠菜、黄瓜等

高碳水化合物（不超过每餐 1/2）：南瓜、红薯、土豆、胡萝卜、玉米等

半颗牛油果
10 克橄榄油
10 克花生油
10 克大豆油

吃自己爱吃的食物

蛋白质		脂肪		高碳水化合物		低碳水化合物
女性 一个手掌	男性 两个手掌	少量 坚果、种子	一拇指的 油脂	女性 一个手掌	男性 两个手掌	不限制食量， 适度就好

优质蛋白质
- 牛肉（特瘦）
- 鸡肉
- 蛋白
- 低脂鱼
- 贝类
- 豆腐
- 火鸡肉
- 乳清蛋白粉

非低脂蛋白质
- 牛肉片
- 牛肉碎
- 奶酪
- 全蛋
- 牛奶
- 高脂鱼
- 羊肉
- 猪肉
- 海鲜（墨鱼、鱿鱼等）

注意：请勿在这些选项中加入脂肪

油
- 菜籽油
- 椰子油
- 橄榄油
- 花生油
- 香油

原味坚果
- 杏仁
- 核桃
- 花生
- 腰果
- 亚麻籽
- 奇亚子
- 南瓜子
- 芝麻
- 葵花子

水果
- 牛油果

水果
- 苹果
- 香蕉
- 草莓
- 火龙果
- 木瓜
- 葡萄柚
- 荔枝
- 芒果
- 橙子
- 百香果
- 红葡萄

蔬菜
- 甜菜
- 茄子
- 洋葱
- 豌豆
- 土豆
- 南瓜

谷薯类
- 精米
- 白面
- 糙米
- 燕麦
- 木薯
- 山药
- 红薯

蔬菜
- 彩椒
- 白菜
- 菠菜
- 西蓝花
- 番茄
- 黄瓜
- 木耳
- 西葫芦
- 芥蓝

这些食物含有蛋白质和脂肪，可作为额外蛋白质的选择。

蛋白质怎么吃——
吃好吃饱，成功减脂

动物蛋白与植物蛋白

动物蛋白

动物蛋白和人体蛋白类似。在消化动物蛋白时，人体要消耗较多热量，才能把动物蛋白分解成氨基酸，然后重组成新的蛋白质供人体使用。

优质蛋白质

完全蛋白质

营养作用

动物蛋白更利于吸收、利用

机体利用率

较高，适合运动员、体重偏低的孕妇、虚弱的老年人

其他营养素

铁、锌的良好来源

植物蛋白

植物蛋白与人体蛋白有较大差异。植物蛋白的外层被一层薄膜包裹，所以消化过程相对较慢。

非优质蛋白质（大豆及其制品除外）

不完全蛋白质

营养作用

植物蛋白吸收效率低

机体利用率

较低，适合营养状况较好的人群

其他营养素

富含膳食纤维和植物化学物

日常蛋白质食物推荐	日常蛋白质食物推荐
动物蛋白优选海产品和瘦肉	植物蛋白优选大豆制品和坚果

推荐比例	推荐比例
建议占总膳食蛋白质的 30%～50%	建议占总膳食蛋白质的 50%～70%

 肉类
含蛋白质
10%～25%

 蛋类
含蛋白质
11%～14%

乳类
含蛋白质
1.5%～3.8%

 大豆
含蛋白质 40% 左右

 坚果类
含蛋白质15%～36%

 谷类
含蛋白质 6%～14%

 薯类
含蛋白质 2%～4%

对慢病影响	对慢病影响
动物蛋白增加慢病风险	植物蛋白降低慢病风险

肥胖	肥胖
容易同时摄入过多热量及饱和脂肪	低热量、低脂肪，降低肥胖风险

心血管疾病	心血管疾病
肉类尤其是红肉会显著增加风险	用大豆制品和坚果代替部分肉类，能降低风险

注：以上数据引自《中国食物成分表标准版（第6版）》。

手掌法则，一看就懂每餐吃多少蛋白质

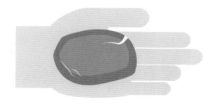

手掌厚度、一掌心的瘦肉约 50 克

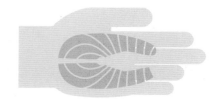

手掌厚度、一掌心的三文鱼约 50 克

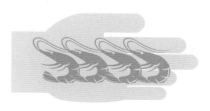

4 只长度与手掌宽度相当的虾约 80 克

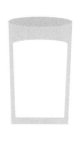

1 杯（100 毫升）
牛奶约 100 克

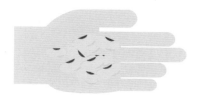

1 手掌心黄豆约 30 克

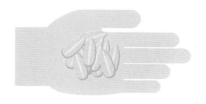

1 手掌心瓜子仁约 10 克

蛋白质黄金搭档，一起吃效果好

和碳水化合物一起吃

糖，或者说碳水化合物，具有节省蛋白质的功效。当糖和蛋白质搭配在一起时，有助于蛋白质的生物利用。

不同时间段搭配碳水化合物也是有讲究的，具体如下。

训练后 30 分钟内

乳清蛋白粉 20 克 +（30~50 克）简单糖（如一瓶运动饮料）

训练后需要迅速恢复血糖水平，一份简单糖可以很好地做到这一点。

两顿正餐之间

乳清蛋白粉 20 克 +（30~50 克）复合糖（如一份燕麦，或者 300 克红薯）

非运动时段，需要尽量平稳血糖水平。大部分杂粮、豆类、薯类富含膳食纤维，可以减缓糖分在肠道的吸收，有助于稳定餐后血糖。

和脂肪一起吃

试着某个清晨，不吃主食，而是摄入一份富含蛋白质的鱼肉和三勺花生酱。科学发现，一天中的第一顿，乃至一顿饭中的第一口都会影响餐后的血糖水平。

而一顿以蛋白质和脂肪为主的餐食既能提供足够的热量，又不会引起大血糖波动。减脂人群不妨尝试。当然，总热量控制好是前提。

好脂肪怎么吃——
减轻胰岛素依赖

好脂肪与坏脂肪

脂肪不单纯看"量"，而是看"质"。因过度限制脂肪而转向多吃糖类，对健康反而更加有害。

好脂肪	坏脂肪
不饱和脂肪是好脂肪	反式脂肪及饱和脂肪是坏脂肪

单不饱和脂肪	多不饱和脂肪	反式脂肪	饱和脂肪
脂肪酸上只有一个双键，以橄榄油为代表	脂肪酸上有多个双键，能提供能量和细胞架构	部分氢化脂肪，因便于保存而多见于加工食品	室温下通常为固体，多见于动物脂肪和乳制品

食物中的常见脂肪分类限制量

无严格限制 但要注意总热量不超标	杜绝反式脂肪 饱和脂肪不应超过 10% 的总热量

健康效应

降低坏胆固醇 LDL-C 减少心血管疾病和脑卒中风险 提供必需脂肪酸	升高坏胆固醇 LDL-C 增加心血管疾病和脑卒中风险 增加糖尿病风险

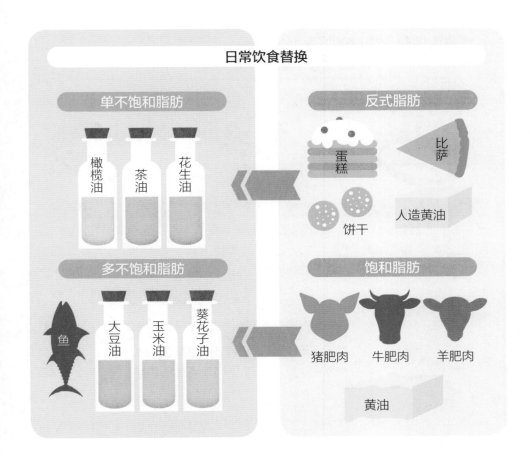

日常饮食替换

单不饱和脂肪

橄榄油　茶油　花生油

多不饱和脂肪

鱼　大豆油　玉米油　葵花子油

反式脂肪

蛋糕　比萨

饼干　人造黄油

饱和脂肪

猪肥肉　牛肥肉　羊肥肉

黄油

减脂期怎么吃脂肪

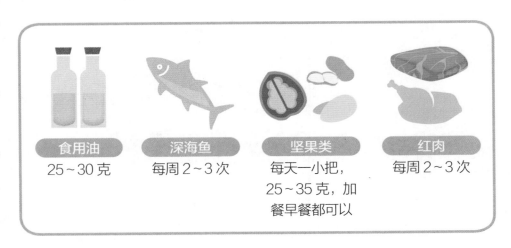

食用油
25~30克

深海鱼
每周2~3次

坚果类
每天一小把，
25~35克，加
餐早餐都可以

红肉
每周2~3次

减脂期提升幸福感的好脂肪推荐

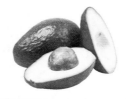

牛油果

三明治、奶昔、沙拉必备，每次 3/4 个牛油果，约 20 克脂肪。

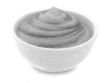

花生酱

纯花生制作，每次 10~20克，约含10克的优质脂肪。

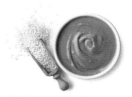

芝麻酱

纯芝麻制作的最好，每次 10~20 克，含有 5~10 克脂肪。

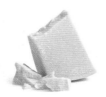

奶酪

选择干酪，配料表只有巴氏杀菌牛奶的，一次 20 克，含有 5~10 克优质脂肪。

添加坚果、牛油果等优质脂肪的植物饮料

坚果奶、牛油果酸奶、坚果酸奶等。

提示：尽量选择不含添加糖的。

选对油、巧搭配，吃出燃脂模式

饱和脂肪

动物油有猪油、牛油、鸡油、鸭油等；植物油有棕榈油、椰子油等。

饱和脂肪最稳定，不怕光、不怕氧气、不怕高温。

所以它适合中式炒菜，高温下油脂不会坏，不会产生对健康造成影响的自由基和氧化物质，提供的饱腹感也最强。

单不饱和脂肪

代表性的油有：橄榄油、核桃油、花生油、苦茶油。

单不饱和脂肪没有那么稳定，比较怕光、怕氧气、不耐高温。

适合凉拌和低温烹炒。

多不饱和脂肪

代表性来源有：葵花子、芝麻、玉米、亚麻籽、葡萄子、大豆等。

最不稳定，怕光、怕氧、不耐高温，在高温压榨的过程中容易被破坏掉，因此从种子中获取更可取。

不同脂肪怎么搭配

每一种都要吃到，因为不同的食物可以提供不同的脂肪酸，这样脂肪摄入才是均衡多样的。

中式炒菜少放油，保证夹起来的菜品不油腻黏软，感觉清爽即可。

吃炒菜用椰油、黄油这些味道香浓的油，可以让食物更美味，饱腹感更强。

如果吃沙拉，可用油醋汁拌一拌，再加些坚果、牛油果或干酪。

吃肉菜如果肥肉比较多（比如五花、牛腩、猪肘），最好搭配清淡的素菜，比如素什锦、凉拌果仁菠菜等。

加餐可以吃原味烘焙坚果，比如杏仁、葵花子、花生。

碳水化合物怎么吃——调节脂肪代谢效率

复合碳水与简单碳水

复合碳水	简单碳水
结构复杂	结构简单

代谢机制

| 消化过程中缓慢分解，逐渐释放葡萄糖。
低 GI，吸收缓慢，对血糖影响较小。 | 消化过程中迅速分解，迅速释放葡萄糖。
高 GI 导致血糖骤升。快速转化为能量，消化快，易饥饿，易囤积脂肪。 |

食物来源示例

复合碳水类多为粗加工食物	简单碳水多为精加工食物

芹菜

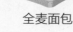

全麦面包

黄豆

苹果　低脂牛奶

白米饭

蛋糕

葡萄干

果汁

健康影响

降低慢病风险

血压
高膳食纤维有利于降低舒张压

肥胖
降低食欲和热量摄入

糖尿病
有助于降低糖尿病风险

每日需要消耗 200~300 克的谷类食物，其中一半以上应来自全谷类食品

增加慢病风险

血压
低纤维不利于血压水平的降低

肥胖
消耗快，易饥饿，增加体重

糖尿病
可使血糖迅速升高，增加 2 型糖尿病风险

每日消耗的热量来自简单碳水需小于 10%，摄入适量的主食（米饭、白面包）补充身体所需热量

每日需要的碳水化合物

重点考虑体重控制

减重者
（1~3）克 × 体重

维持体重者
（3~5）克 × 体重

增重者
至少 6 克 × 体重

重点考虑热量支出

久坐者
（1~2）克 × 体重

肌力及爆发力型运动者
（4~6）克 × 体重

耐力型运动员
（8~10）克 × 体重

手掌法则，一看就懂每餐吃多少主食

100克
土豆

11 厘米（3.3 寸）

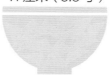

生土豆去皮切块，
标准碗大半碗约 100 克

成人拳头大小的
土豆约 100 克

80克
馒头
（50 克面粉）

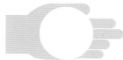

一个手掌可以托住，五指可以
抓起的馒头约 80 克

1/2 个馒头约 40 克

125克
米饭
（50 克大米）

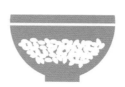

11 厘米（3.3 寸）
碗口半碗米饭约
110 克

巧搭配，促进糖类代谢

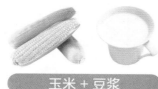

玉米 + 豆浆

抑制糖分吸收，好消化

全麦面包 + 蔬菜沙拉

热量低，饱腹感强

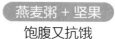

燕麦粥 + 坚果

饱腹又抗饿

"慧"加餐，血糖稳定，持续减脂

减脂为什么要加餐

减脂期间建议每餐吃六七分饱，这样既可以避免吃撑，又可以提高身体代谢水平，有助于减脂。

六七分饱很容易引起两餐之间产生饥饿感，当人感觉饥饿的时候，身体就会降低基础代谢水平，把热量转化为脂肪储存起来。

所以两餐之间加餐，避免饥饿，能保持身体新陈代谢旺盛，促进减脂。

减脂什么时候加餐

减脂加餐最好是在饥饿感来临之前，一般是在上午 10:00 左右或是下午 3:00 ~ 4:00，因为此时吃的东西已经消耗大半，身体的血糖值比较低，容易产生饥饿感。

减脂加餐的技巧

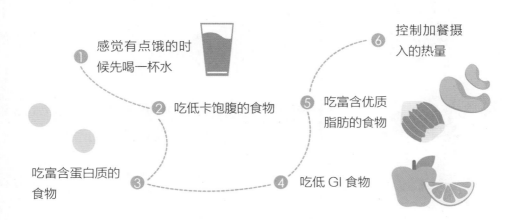

1 感觉有点饿的时候先喝一杯水

2 吃低卡饱腹的食物

3 吃富含蛋白质的食物

4 吃低 GI 食物

5 吃富含优质脂肪的食物

6 控制加餐摄入的热量

减脂加餐吃什么好

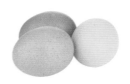

鸡蛋
一个 60 克的鸡蛋热量不到 100 千卡，既可以增加饱腹感，又可以补充营养，特别适合减脂加餐食用。

低糖水果
大部分水果都是低脂肪、高水分，在增强饱腹感的同时，还能保证低卡摄入。

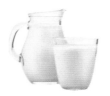

牛奶
牛奶含有丰富的蛋白质、矿物质，可以选择脱脂牛奶或是低脂酸奶。

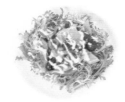

蔬菜沙拉
蔬菜含有丰富的维生素、矿物质、膳食纤维，搭配柠檬汁、橄榄油和醋，热量低，营养丰富。

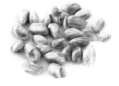

坚果
坚果富含好脂肪，还能促进身体顽固脂肪的代谢。推荐花生、核桃、开心果、杏仁、巴旦木、松子等，但坚果的热量比较高，要注意控制摄入量。

减脂受阻原因1：铁不足

补充铁元素，促进脂肪燃烧

　　如果血液中的铁含量不足，就不能将充足的氧气运送给细胞和身体的各个器官，身体的新陈代谢水平也会随之大大降低，使脂肪更容易堆积。

成人推荐
每日摄取量

男性 12 毫克；女性 20 毫克。孕早、中、晚期分别为 20 毫克、24 毫克、29 毫克。

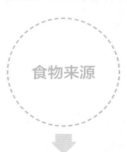

食物来源

动物肝脏、动物血、瘦肉等。

减糖燃脂菜谱精选

干贝竹笋瘦肉汤

材料　竹笋丁 200 克，猪瘦肉末 100 克，鸡蛋 1 个，泡发干贝 30 克，枸杞子 3 克。

调料　盐适量，葱花少许。

做法

① 鸡蛋打散，备用。

② 锅热放油，炒香葱花，放猪瘦肉末、竹笋丁、干贝、枸杞子翻炒，加少许水煮至干贝熟透，调入盐，淋入蛋液稍煮即可。

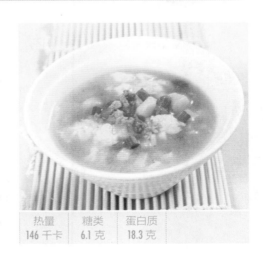

热量	糖类	蛋白质
146 千卡	6.1 克	18.3 克

猪血炒木耳

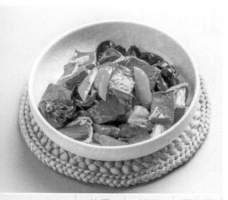

热量	糖类	蛋白质
105 千卡	6.3 克	19.6 克

材料 猪血片 300 克，柿子椒片、水发木耳各 100 克。

调料 葱段、姜丝各少许，醋、盐各适量。

做法

❶ 水发木耳撕小朵。

❷ 锅热放油，放入姜丝和柿子椒片煸炒片刻，加入木耳、猪血片炒熟，再加入葱段、盐和醋调味即可。

青椒炒牛肉片

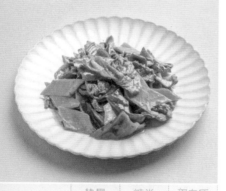

热量	糖类	蛋白质
91 千卡	8.5 克	12.1 克

材料 牛瘦肉片、胡萝卜片各 100 克，柿子椒片 200 克。

调料 花椒粉、淀粉、香油、酱油、盐各适量。

做法

❶ 牛瘦肉片加花椒粉、淀粉、香油和酱油抓匀，腌渍 15 分钟。

❷ 锅热放油，下入牛肉片煸熟，放入柿子椒片和胡萝卜片炒至断生，加盐调味即可。

盐水猪肝

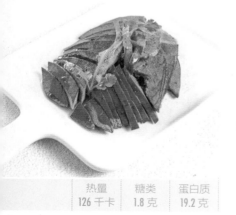

热量	糖类	蛋白质
126 千卡	1.8 克	19.2 克

材料 猪肝 200 克。

调料 姜片、香菜段各少许，盐、花椒、大料、香油各适量。

做法

❶ 猪肝冷水下锅，焯烫，捞出，冲净。

❷ 锅中加清水和盐，放入姜片、花椒、大料煮沸，放入焯烫过的猪肝煮熟，切片，放凉装盘，淋上香油，撒上香菜段即可。

减脂受阻原因 2：B 族维生素不足

B 族维生素促进人体新陈代谢

B 族维生素以辅酶的形式参与体内碳水化合物、蛋白质和脂肪的代谢，是"热量释放的助燃剂"。人体一旦缺乏 B 族维生素，运转起来就会力不从心，表现出易疲乏、食欲不振、反应迟钝等。

B 族维生素
食物来源 ➡ 绿叶蔬菜、动物内脏、豆制品、小米、玉米、紫菜、香菇、香蕉、花生等。

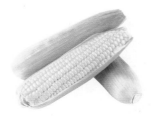

减糖燃脂菜谱精选

藜麦双薯鲜虾沙拉

材料 净鲜虾 80 克，红薯块 50 克，紫薯块 40 克，藜麦、洋葱丁、柠檬各 30 克，柿子椒丁、红彩椒丁各 20 克。

调料 亚麻籽油、料酒、醋、盐各适量。

做法

1. 藜麦、红薯块、紫薯块放入蒸锅中蒸熟；净鲜虾放入锅中煮熟，捞出。
2. 所有食材放入盘中，淋上油醋汁（亚麻籽油、醋、盐、挤出的柠檬汁拌匀即是油醋汁）搅拌均匀即可。

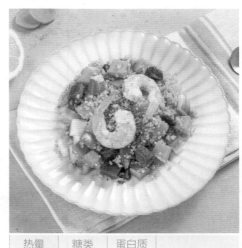

热量	糖类	蛋白质
156 千卡	24.2 克	10.7 克

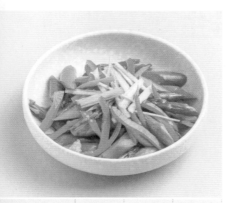

热量	糖类	蛋白质
31 千卡	5.6 克	4.0 克

白灼芦笋

材料　芦笋段300克，红彩椒丝20克。

调料　葱白丝少许，蒸鱼豉油适量。

做法

❶ 锅内加适量清水烧沸，放入芦笋段焯烫1~2分钟，捞出过凉。

❷ 将芦笋段摆入盘中，淋上蒸鱼豉油，在上面撒上葱白丝和红彩椒丝，拌匀即可。

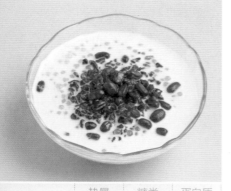

热量	糖类	蛋白质
114 千卡	22.9 克	3.4 克

黑米红豆西米露

材料　黑米、西米各20克，红豆15克，牛奶60克。

做法

❶ 红豆、黑米提前浸泡2小时，放入锅中，大火煮沸，转中火煮熟。

❷ 西米放入锅中，大火煮8分钟左右，盖盖焖一会儿，盛出，凉凉；将煮熟的黑米、红豆、西米放入碗中，加入牛奶，搅拌均匀即可。

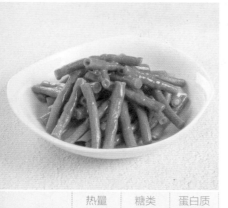

热量	糖类	蛋白质
63 千卡	8.4 克	3.1 克

麻酱豇豆

材料　豇豆段200克，芝麻酱10克。

调料　盐适量。

做法

❶ 豇豆段放入沸水中煮10分钟，捞出沥干，放在碗中。

❷ 将芝麻酱加少许饮用水、盐调匀，淋在豇豆上拌匀即可。

减脂受阻原因 3：膳食纤维不足

膳食纤维是减脂的好帮手

膳食纤维本身产生热量不多，还能吸水膨胀，增加食物体积，进食后让人有饱腹感，有助于减脂者控制饮食。而且，膳食纤维可减少部分糖和脂质的吸收，使体内脂肪消耗增多，辅助减脂。

成人推荐
每日摄取量

食物来源

25~30 克。

全谷物（如糙米、燕麦麸、全麦粉等）、杂粮（如黄豆、红豆、玉米等）、蔬果等。

减糖燃脂菜谱精选

高纤糙米饭

材料 糙米 60 克，薏米、绿豆、豌豆、胡萝卜丁各 30 克。

做法

① 绿豆、薏米、糙米洗净，浸泡 4 小时。

② 绿豆、薏米、糙米、豌豆、胡萝卜丁一起放入电饭锅中，加入适量清水，按下"煮饭"键，煮好后稍凉即可。

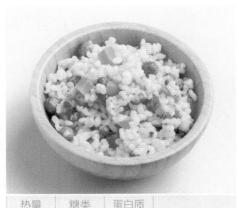

热量	糖类	蛋白质
293 千卡	55.3 克	11.9 克

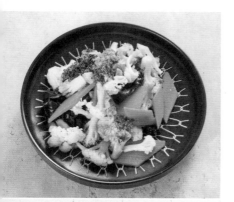

热量	糖类	蛋白质
109 千卡	12.4 克	11.4 克

双花炒木耳

材料 西蓝花、菜花各200克，胡萝卜片100克，猪瘦肉片50克，水发木耳30克。

调料 蒜片、姜片各少许，蚝油适量。

做法

① 西蓝花、菜花、水发木耳分别撕成小朵，焯水，备用。

② 锅热放油，加入肉片炒至七成熟，放入蒜片、姜片炒出蒜香，倒入西蓝花、菜花、胡萝卜片、木耳炒至熟，加蚝油炒匀即可。

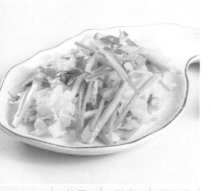

热量	糖类	蛋白质
28 千卡	6.9 克	1.1 克

炝拌银耳

材料 水发银耳100克，胡萝卜丝、黄瓜丝各50克。

调料 香菜段少许，生抽、醋、盐各适量。

做法

① 水发银耳撕成小朵，焯熟，捞出；胡萝卜丝焯熟，捞出。

② 银耳、黄瓜丝、胡萝卜丝放盘中，加生抽、醋、盐调味，撒上香菜段即可。

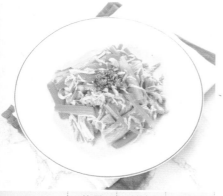

热量	糖类	蛋白质
89 千卡	2.6 克	13.3 克

芹菜拌鸡丝

材料 芹菜段200克，鸡胸肉60克，水发腐竹段50克。

调料 蒜蓉、盐、生抽、橄榄油各适量。

做法

① 水发腐竹段和芹菜段分别焯熟，捞出，沥干水分；鸡胸肉冲洗干净，煮熟冷却，撕成细丝备用。

② 芹菜段、鸡丝、腐竹段放入盘中，再放入蒜蓉、盐、生抽、橄榄油拌匀即可。

减脂受阻原因 4：肉碱不足

肉碱：燃烧脂肪，产生能量

肉碱在脂肪代谢和能量合成过程中起着重要作用。人体内就存在肉碱——人体可以把赖氨酸转化成肉碱。它有益于促进脂肪代谢。

食用维生素 C 和赖氨酸能增强肉碱在人体内的合成。

肉碱
食物来源 → 基本上存在于瘦肉里，鱼、家禽及牛奶中也含有一定量的肉碱。植物中的肉碱含量很少，所以素食主义者要额外补充肉碱。最好的素食源是酵母和豆豉。

减糖燃脂菜谱精选

木耳熘鱼片

材料 草鱼肉片300克，黄瓜片、胡萝卜片、水发木耳各100克，鸡蛋清30克。

调料 葱丝、姜丝、蒜末各少许，料酒、盐各适量。

做法

❶ 草鱼肉片用鸡蛋清上浆；水发木耳焯水；将葱丝、姜丝、蒜末、料酒调成汁。

❷ 锅热放油，放入胡萝卜片、木耳、盐、适量清水，烧开后，倒入鱼片、黄瓜片翻炒熟，倒入调味汁炒匀即可。

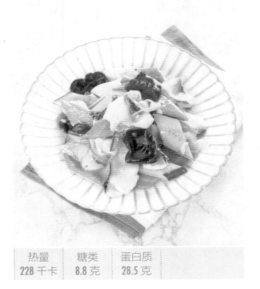

热量	糖类	蛋白质
228 千卡	8.8 克	28.5 克

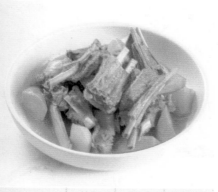

热量	糖类	蛋白质
186 千卡	9.8 克	15.6 克

红烧羊排

材料 羊排段 150 克，胡萝卜块、土豆块各 80 克。

调料 葱末、姜末、蒜末各少许，料酒、冰糖、盐、大料、香叶各适量。

做法

❶ 羊排段凉水下锅，焯水捞出。

❷ 锅热放油，放冰糖炒出糖色，放葱末、姜末、蒜末炒匀，下羊排翻炒，加大料、香叶、料酒和适量清水，煮 1 小时，放入胡萝卜块、土豆块烧至熟烂，加盐调味即可。

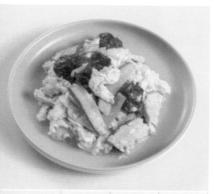

热量	糖类	蛋白质
90 千卡	3.2 克	9.3 克

木樨肉

材料 鸡蛋 1 个，猪里脊片 50 克，水发木耳、黄瓜片、胡萝卜片各 30 克。

调料 盐适量，葱末、姜末、蒜末各少许。

做法

❶ 鸡蛋打散成蛋液，炒成鸡蛋块。

❷ 锅热放油，炒香葱末、姜末、蒜末，放入猪里脊片炒散，倒入木耳、黄瓜片、胡萝卜片翻炒，倒入鸡蛋块翻炒，加盐调味即可。

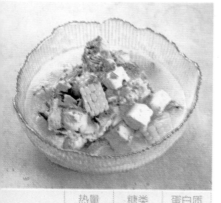

热量	糖类	蛋白质
178 千卡	13.9 克	17.4 克

罗非鱼豆腐玉米煲

材料 罗非鱼块 100 克，豆腐块 200 克，玉米段 80 克。

调料 姜片、葱花各少许，盐适量。

做法

❶ 锅热放油，放入罗非鱼块，煎至两面微黄，盛出备用。

❷ 砂锅置火上，放入玉米段、鱼块、姜片，加水没过鱼块，大火烧开后放入豆腐块，转小火炖至汤汁呈奶白色，加盐、葱花调味即可。

减少内脏脂肪，
就要吃好一天三顿饭

女性每天 1200～1300 千卡低碳水高蛋白的三餐举例

三餐	原则	食物	操作法	说明
早餐	低 GI（主食）	燕麦片、杂粮粥、杂豆粥等	干重 30 克	少量低 GI 粗粮（早餐可以不摄入碳水）
	优蛋白	牛肉 50 克	生重一小块	优质蛋白质；选择其中一项即可
		鸡胸肉 50 克		
		鸡蛋 1 个	约 60 克	
		豆干 6 片	约 80 克	
		牛奶 250 毫升	尽量选择原味无糖	优质蛋白质；选择其中一项即可
		豆浆 250 毫升		
		酸奶 200 毫升		
	爱蔬菜	生菜、莜麦菜、黄瓜、番茄等	生重约 150 克	提供矿物质和维生素
	有坚果	松子、腰果、杏仁等	每天一小把，不超过 30 克，早餐吃 10 颗，其余的留到加餐食用	提供优质脂肪酸，选择原味无添加的坚果，具体请参考加餐建议

三餐	原则	食物	操作法	说明
午餐	低 GI	意大利面 50 克	一拳大小	此类为主食，选择粗粮和高碳水蔬菜，可以控制热量摄入；考虑到午餐的重要性，可以适当摄入简单碳水，但要控制量
		红薯（紫薯）200 克	生重，中等大小 1 个	
		南瓜 200 克	生重	
		胡萝卜 150 克	1 根，可作为主食	
		玉米 200 克	中等大小 1 根	
		米饭 50 克	半碗	
	优蛋白	牛肉 100 克	牛腱为好，不推荐牛腩	选择其中一项即可；补充足量蛋白质，在减脂期尤为重要；鸡皮脂肪含量过高，避免摄入
		鸡胸肉 100 克	生重	
		鸡腿 100 克	去皮鸡腿 1 个	
		鱼肉 120 克	生重，选择低脂鱼	
		虾仁 100 克	生重，带壳 125 克	
		鸡蛋 60 克	1 个	
		豆腐 70 克	或其他大豆制品	豆制品每天总量 200 克，不必每餐摄入
	爱蔬菜	生菜、莜麦菜、白菜、黄瓜、番茄等	生重约 200 克	除禁忌高碳水蔬菜外，种类不限，可适当多吃

三餐	原则	食物	操作法	说明
晚餐	低 GI	意大利面 50 克	大概一拳头	晚餐应在睡前至少两小时，避免高油高盐饮食；粗粮和高碳水蔬菜等含有丰富膳食纤维，可增加饱腹感；晚餐不摄入简单碳水
		红薯（紫薯）200 克	1 小个儿	
		南瓜 200 克	生重	
		胡萝卜 150 克	1 根，可作为主食	
		杂粮粥 30 克	干重	
		玉米 200 克	1 小根	
	优蛋白	牛肉 100 克	牛腱为好，不推荐牛腩	选择其中一项即可；补充足量蛋白质，在减脂期尤为重要；虾和鱼类含有丰富的蛋白质，而且含有优质脂肪酸，推荐选择
		鸡胸肉 100 克	生重	
		鸡腿 100 克	去皮鸡腿 1 个	
		鱼肉 120 克	生重，选择低脂鱼类	
		虾仁 100 克	生重，带壳 125 克	
		鸡蛋 60 克	1 个	
	爱蔬菜	生菜、莜麦菜、白菜、黄瓜、番茄等	除禁忌高碳水蔬菜外，种类不限，生重约 200 克	含膳食纤维、矿物质及维生素；晚餐建议凉拌、白灼或做汤
		海带、木耳、香菇等各种菌菇藻类	鲜重约 100 克	富含丰富的矿物质、维生素、膳食纤维及多糖，有助于提高免疫力，推荐摄入

男性每天 1500~1600 千卡低碳水高蛋白的三餐举例

三餐	原则	食物	操作法	说明
早餐	低 GI（主食）	燕麦片、杂粮粥、杂豆粥等	干重 40 克	少量低 GI 粗粮（早餐可以不摄入碳水）
	优蛋白	牛肉 50 克	生重一小块	优质蛋白质；选择其中一项即可
		鸡胸肉 50 克		
		鸡蛋 1 个	约 60 克	
		豆干 6 片	约 80 克	
		牛奶 250 毫升	尽量选择原味无糖	优质蛋白质；选择其中一项即可
		豆浆 250 毫升		
		酸奶 200 毫升		
	爱蔬菜	生菜、莜麦菜、黄瓜、番茄等	生重约 200 克	矿物质和维生素来源
	有坚果	松子、腰果、杏仁等	每天的量不超过 30 克，早餐吃 10 颗，其余的留到加餐时间食用	提供优质脂肪酸，选择原味无添加的坚果，具体请参考加餐建议

三餐	原则	食物	操作法	说明
午餐	低 GI	意大利面 70 克	一拳大小	此类为主食，选择粗粮和高碳水蔬菜等低 GI 食物，可以控制热量摄入； 考虑到午餐的重要性，可以适当摄入简单碳水，但要控制量
		红薯（紫薯）300 克	生重，1 大个或中等大小 2 个	
		南瓜 400 克	生重	
		胡萝卜 300 克	2 根，可作为主食	
		玉米 300 克	1 大根	
		米饭 100 克	一碗（直径 11.4 厘米）或一拳	
	优蛋白	牛肉 120 克	牛腱为好，不推荐牛腩	选择其中一项即可；补充足量蛋白质，在减脂期尤为重要；鸡皮脂肪含量过高，避免摄入
		鸡胸肉 120 克	生重	
		鸡腿 150 克	去皮鸡腿 1 大个	
		鱼肉 150 克	生重，选择低脂鱼类	
		虾仁 150 克	生重，带壳 175 克	
		鸡蛋 120 克	2 个	
		豆腐 100 克	或其他大豆制品	豆制品每天总量 200 克，不必每餐摄入
	爱蔬菜	生菜、莜麦菜、白菜、黄瓜、番茄等	生重约 200 克	除禁忌高碳水蔬菜外，种类不限，可适当多吃

三餐	原则	食物	操作法	说明
晚餐	低 GI	意大利面 70 克	大概一拳头	晚餐应在睡前至少两小时，避免高油高盐饮食； 粗粮和高碳水蔬菜等低 GI 食物含有丰富膳食纤维，增加饱腹感； 晚餐不摄入简单碳水
		红薯（紫薯）300 克	大的 1 根或中等大小 2 根	
		南瓜 400 克	生重	
		胡萝卜 300 克	2 根， 可作为主食	
		杂粮粥 40 克	干重	
		玉米 300 克	1 大根	
	优蛋白	牛肉 120 克	牛腱为好， 不推荐牛腩	选择其中一项即可； 补充足量蛋白质，在减脂期尤为重要； 虾和鱼类含有丰富的蛋白质，而且含有优质脂肪酸，推荐选择
		鸡胸肉 120 克	生重	
		鸡腿 150 克	去皮鸡腿一大个	
		鱼肉 150 克	生重， 选择低脂鱼类	
		虾仁 150 克	生重，带壳 175 克	
		鸡蛋 120 克	2 个	
	爱蔬菜	生菜、莜麦菜、白菜、黄瓜、番茄等	除禁忌高碳水蔬菜外，种类不限，生重约 200 克	含膳食纤维、矿物质及维生素；晚餐建议凉拌、白灼或做汤
		海带、木耳、香菇等各种菌菇藻类	鲜重约 100 克	富含丰富的矿物质、维生素、膳食纤维、多糖，可以提高免疫力，推荐摄入

喝酒的时候，一口一口的下酒菜，很容易吃多导致热量增加，要特别小心，现在就重新审视自己的饮酒习惯吧。

饮酒过量，会导致多余热量变成脂肪

每天喝酒、甘油三酯偏高的人，必须重新审视自己的喝酒习惯。要清楚，1 克酒精含有 7 千卡的热量，17 度的 1 瓶烧酒（360 毫升）中含有 61 克酒精，热量大约有 427 千卡。也就是说喝一瓶烧酒的热量相当于吃 2.5 碗（约 150 克 / 碗）大米饭。

以酒精量计算，成年人一天最大饮酒的酒精量建议不超过 15 克。大约相当于啤酒（4% 计）450 毫升，葡萄酒（12% 计）150 毫升，特别要注意的是，有肥胖、糖尿病或肝脏问题的人最好禁酒。

所谓"适量饮酒"究竟是多少

根据酒的种类不同，可以设定出"一天适量饮酒范围"。如果同时喝好几种酒，必须喝得更少才行。

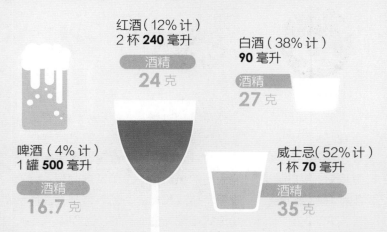

红酒（12% 计）
2 杯 **240** 毫升
酒精
24 克

白酒（38% 计）
90 毫升
酒精
27 克

啤酒（4% 计）
1 罐 **500** 毫升
酒精
16.7 克

威士忌（52% 计）
1 杯 **70** 毫升
酒精
35 克

注：以上数据出自《中国居民膳食指南（2022 年）》。

适量饮酒时，
减少内脏脂肪的吃法

喝酒、搭配下酒菜的五大重点

1 遵守一天的"适当分量"

红酒 240 毫升，或啤酒 500 毫升。

2 搭配低热量的下酒菜

搭配蔬菜类下酒菜，慢慢喝，减轻肠胃负担。

3 一星期中有 1~2 天作为"养肝日"

配合生活作息，设定不喝酒的"养肝日"。

4 无糖的酒也不能大意

就算是声称"无糖""无热量"的酒，当中的酒精带来的影响也是一样的，要谨防过量。

5 当天喝太多，隔天就禁酒

因为宴会或应酬导致饮酒过量时，隔天应禁酒以减轻身体负担与损害。

下酒菜是喝酒的乐趣之一，记住这些诀窍，挑选低热量、低脂肪的食物。

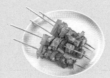 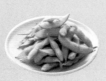

烤鸡串

鸡肉彩椒串、鸡肉芦笋卷这些加了蔬菜的单品比较好。动物内脏、鸡翅、鸡皮的胆固醇含量高，应避免。

关东煮

建议吃热量低、膳食纤维多的白萝卜、海带、魔芋、豆腐等，肉丸、年糕等热量高，应该少吃。

凉拌菜

凉拌青菜、水煮毛豆都含有丰富的膳食纤维，凉拌豆腐的热量也较低。拌沙拉尽量选择搭配无油沙拉酱。

不要选择炸鸡、串烧等油炸食品，这些都是高热量食品。奶酪制品以及腌海鲜、烤肠等都是高油脂的"代名词"。

第5章

燃脂轻断食，活化解脂酶，瓦解顽固内脏脂肪

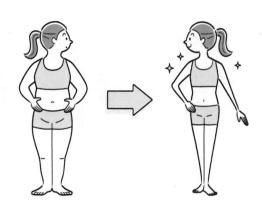

间歇性断食——
瞒住大脑，偷燃内脏脂肪

间歇性断食改善胰岛素敏感度

一般吃完东西，血糖会升高，此时身体分泌胰岛素，把血液中的葡萄糖带进细胞去转换成能量使用，多余的养分则被转换成糖原与脂肪储存在体内。

若长时间不进食、胰岛素浓度低，体内没有足够的葡萄糖时，脂肪将被分解成酮体，供给身体能量。

间歇性断食时间表

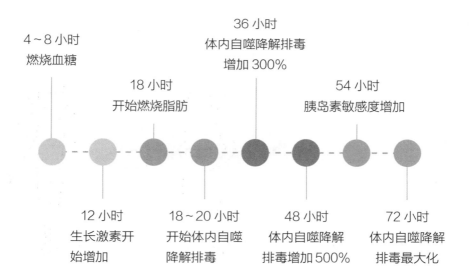

4～8 小时
燃烧血糖

18 小时
开始燃烧脂肪

36 小时
体内自噬降解排毒
增加 300%

54 小时
胰岛素敏感度增加

12 小时
生长激素开始增加

18～20 小时
开始体内自噬降解排毒

48 小时
体内自噬降解排毒增加 500%

72 小时
体内自噬降解排毒最大化

注：引自科学杂志《细胞》（Cell）。

因此，想让身体更容易燃烧脂肪，需要让胰岛素维持在低浓度的状态。

不过，人体还是习惯以葡萄糖作为能量来源的优先选项，只有体内的葡萄糖燃烧殆尽后，身体才不得不将储存在体内的脂肪分解为酮体来提供能量。

据研究，从进食完最后一餐到体内的葡萄糖用尽，平均来说需要 12~14 小时（当然还是要依照人体状况不同，以及最后一餐的进食量而定）。

一旦葡萄糖用完，身体就会进入燃脂状态。因此，断食时间建议至少要维持 16 小时，甚至更久。

注意吃东西的时间，摆脱"馋"带来的伪饥饿感

人的胃容量有限，能摄取的热量有限。制订饮食计划可以让自己在非进食时段有一个明确的阻力，不会因为嘴馋而去吃零食，或者进行非必要的热量摄取。这样的饮食计划，有利于分辨生理饥饿（真饥饿）与心理饥饿（伪饥饿）。

真饥饿

肚子咕咕叫，开始感到饥饿

胃部感到不适，饥饿感加强

略感头晕目眩，饥饿难耐

感到饿得胃疼，已经饿过头

小贴士 ‥‥‥‥

如果是真饿了，就不能再继续挨饿。优选高蛋白、高膳食纤维等的食物，既能消除饥饿感，也能为身体补充营养物质。

伪饥饿

特别想吃甜食或刚吃过饭就"饿"
营养比例失衡，身体分泌大量胰岛素，促使血糖迅速降低，饥饿感来袭。

运动后感觉特别"饿"
将疲劳感混同为饥饿感。

心情差压力大就"饿"
焦虑、压力等情绪会干扰和紊乱控制食欲的神经。

快速进食后又"饿"了
需要放慢吃饭速度，血糖变化、胃部填充都要时间，需要让大脑意识到这一点。

熬夜到半夜觉得很"饿"
熬夜引起生物钟混乱，大脑会把"困"当作需要补充能量的信号，导致瘦素水平飙升。

长时间没喝水又渴又"饿"
身体缺水时会有能量不足的感觉，大脑容易把饥饿感与渴感混淆。

小贴士・・・・・・

① 不要囤积过多零食，把零食放到看不到或不方便拿取的地方。

② 注意休息，保证 7 小时以上足够的睡眠时间。

③ 少吃精加工食品，多吃天然食物，如新鲜蔬果。

④ 适当安排周期性欺骗餐，既解馋又饱腹，偶尔放松也可以稳定食欲。

⑤ 多喝水，每日饮水 1500～1700 毫升。

如何执行间歇性断食，燃掉更多内脏脂肪

每日限时断食法

第 1 个月，每周选 5 天，进食窗口控制在 10 小时内
第 2 个月，每周选 5 天，进食窗口控制在 8 小时内
第 3 个月，每周选 5 天，进食窗口控制在 6 小时内
第 4 个月，每周 7 天都将进食的窗口控制在 6 小时内

注：每天在一个时间段内摄入所有的热量（不管是食物还是饮料），这个时间段即为进食窗口。

断食日严格控制食量，女性只能摄入 400~500 千卡热量，男性只能摄入 500~600 千卡热量。大约相当于省去一顿午饭的热量。

500 千卡热量在胃里的样子

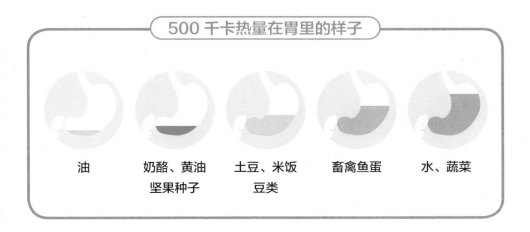

| 油 | 奶酪、黄油 坚果种子 | 土豆、米饭 豆类 | 畜禽鱼蛋 | 水、蔬菜 |

断食日吃下去的食物有限，应更关注食物所含营养成分，选择营养密度高的品种。而保持食物的多样化有助于每日摄入均衡营养。

2 招轻断食，净化血液，让脏器得到休息

轻断食适合哪些人

轻断食特别适合 BMI ≥ 24(超重或肥胖)、高血压、血脂异常、高血糖以及有减重需求的人群。BMI 公式：BMI= 体重（千克）/ 身高的平方（米^2）

× 营养不良、低血压、低血糖人群不建议尝试。

× 孕妇、哺乳期女性、肠胃功能较弱人群不建议尝试。

× 有厌食症、暴食症等饮食障碍的人群不建议尝试。

16+8 轻断食：16 小时断食 +8 小时进食

一天的进食时间限制在 8 小时内，剩下的 16 小时不进食。

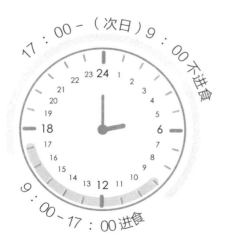

最受欢迎的轻断食方式之一；优点是对新手来说很容易适应，有利于实现断食的过渡。

小贴士 · · · · · · ·

❶ 尽量每天固定 8 小时时段。

❷ 尽量吃营养密度高的食物，保持饮食均衡。

❸ 断食期间可以喝绿茶、黑咖啡等无糖饮料。

❹ 可先从 12 小时断食做起，适应后再进阶到 16 小时。

16+8 轻断食（断食日）食谱推荐

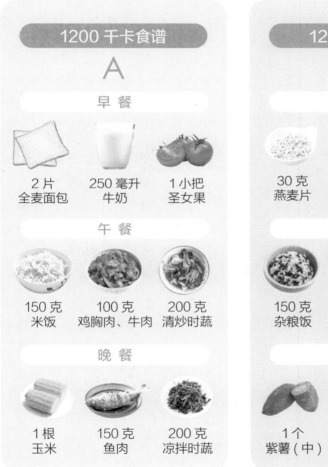

1200 千卡食谱 A

早餐

| 2 片全麦面包 | 250 毫升牛奶 | 1 小把圣女果 |

午餐

| 150 克米饭 | 100 克鸡胸肉、牛肉 | 200 克清炒时蔬 |

晚餐

| 1 根玉米 | 150 克鱼肉 | 200 克凉拌时蔬 |

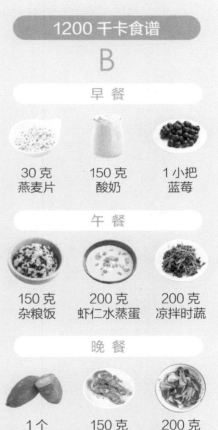

1200 千卡食谱 B

早餐

| 30 克燕麦片 | 150 克酸奶 | 1 小把蓝莓 |

午餐

| 150 克杂粮饭 | 200 克虾仁水蒸蛋 | 200 克凉拌时蔬 |

晚餐

| 1 个紫薯（中） | 150 克鸡腿 | 200 克清炒时蔬 |

小贴士 ·······

1. 加餐可以选择一小把坚果，补充优质脂肪。
2. 在 8 小时内完成进食。
3. 效果因人而异，BMI 较大的人群可在食谱基础上增加适量热量。

5+2 轻断食：5 天正常饮食 +2 天低热量饮食

一周 7 天，选择不连续的 2 天进行轻断食，断食日只摄取 500 千卡（女性）或 600 千卡（男性）热量的食物，其余 5 天进行正常饮食，这样能让人体代谢"轻刹车"。

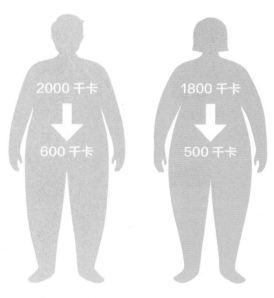

一周 5 天正常吃，另外 2 天选择低热量饮食

小贴士 ······

① 低热量饮食日多喝水，建议 2000 毫升 / 天。

② 正常吃饭的 5 天要多吃蔬菜，并保证蛋白质和优质脂肪的摄入。

③ 低热量饮食日不建议完全不吃碳水。

④ 尽量选择低 GI（血糖生成指数）、低 GL（食物血糖负荷）的食物。

哪些人不宜进行 5+2 轻断食

× 心脏病患者，更容易造成心律不齐。

× 糖尿病患者，可能因糖代谢异常及潜在的心脏病而发生猝死。

× 感染性疾病患者，容易出现抵抗力下降，易致使疾病恶化。

× 有酒瘾者，本身可能已经有肝病，加上营养不良，更容易发生危险。

5+2 轻断食（断食日）食谱推荐

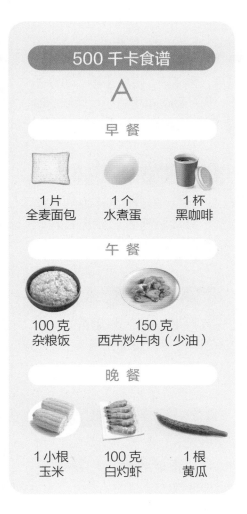

500 千卡食谱 A

早餐
1 片 全麦面包　　1 个 水煮蛋　　1 杯 黑咖啡

午餐
100 克 杂粮饭　　150 克 西芹炒牛肉（少油）

晚餐
1 小根 玉米　　100 克 白灼虾　　1 根 黄瓜

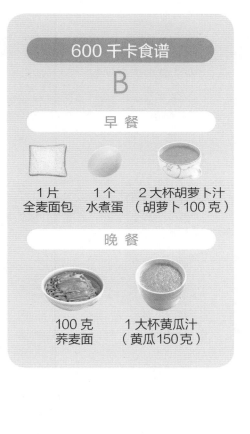

600 千卡食谱 B

早餐
1 片 全麦面包　　1 个 水煮蛋　　2 大杯胡萝卜汁（胡萝卜 100 克）

晚餐
100 克 荞麦面　　1 大杯黄瓜汁（黄瓜 150 克）

小贴士 ・・・・・・

❶ 断食日可以选低 GI 主食，提升饱腹感。

❷ 烹饪过程中注意少油少盐，盐分摄入过多身体会储水。

❸ 如果出现低血糖等不良反应，请立刻停止断食。

顺利执行轻断食的 8 个秘诀

能够增加饱腹感的小零食

饼干、薯条热量较高，可换成自制口蘑干、香菇干、海带干等。海带先用水泡一泡（海带泡后就不那么咸了），再放到烤箱里烤干。烤制的口蘑干、香菇干、海带条等，不仅口感脆爽，而且富含膳食纤维、饱腹感强。

预先准备断食日的食物

把断食日的食物准备好，这样可以避免"饥不择食"，看到什么吃什么。

和亲朋好友一起轻断食

跟一起实施轻断食计划的人共餐，会让轻断食之旅更轻松、更有趣。

学会看食品标签

要想轻断食，就得会看食品标签，选择低脂、低钠、低热量的食物。

吃前等一等

先等待 10 分钟，然后再吃。会发现等一等就没那么饿了。

轻断食日保持忙碌

去做想做的事情，转移对食物的注意力。

运动代偿

如果不小心吃了一块巧克力，可以用快走半小时或类似的其他运动来做代偿。

避免淀粉含量高的精制碳水化合物

选择低 GI 食物，例如蔬菜、大豆、扁豆及全麦面包等，会比吃馒头饱腹感更强。

吃对食物，
身体可以自己打开"燃脂开关"

膳食纤维：缓解间歇性断食期间便秘

间歇性断食期间，适量吃高膳食纤维的食物，热量低，又容易产生饱腹感。相关研究证实，每摄入 1 克小麦纤维，就能将肠道通过时间减少 0.78 小时，是轻断食的得力帮手。

摄取膳食纤维以一天 25～30 克为准

中国营养学会推荐成人每天宜摄入 25～30 克膳食纤维。调查显示，我国人均膳食纤维摄入量只有 10.8 克，远达不到相关标准。

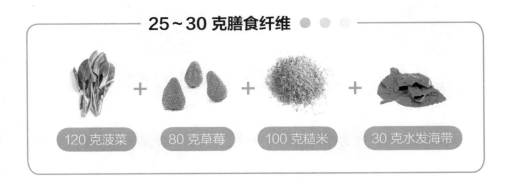

25～30 克膳食纤维

120 克菠菜 ＋ 80 克草莓 ＋ 100 克糙米 ＋ 30 克水发海带

日常怎么补够膳食纤维

富含膳食纤维的食物主要有以下几类，可以尝试搭配不同食材。

全谷物、杂豆类、薯类	蔬果类及坚果种子类
全谷物、杂豆类、薯类中富含膳食纤维，日常应适当多食。全谷物主要包括未精加工的稻米、大麦、小麦、燕麦等；杂豆类主要包括红豆、豇豆、蚕豆、豌豆等；薯类主要包括红薯、山药等。	蔬菜膳食纤维的含量约为 3%，水果约为 2%。此外，杏仁、黑芝麻、松仁等坚果和种子也富含膳食纤维。

具体来说，每天分别摄入谷类 200~300 克（含全谷物和杂豆 50~150 克），薯类 50~100 克，蔬菜 300~500 克，水果 200~350 克，就可以达到每天 25~30 克膳食纤维的要求。

增加膳食纤维 4 大方法

粗细粮
搭配食用 ①

② 适量吃豆类及坚果

水果带皮吃 ③

④ 多吃蔬菜

小贴士 ‧‧‧‧‧‧

有没有必要服用纤维粉

如果每日膳食纤维通过食补无法满足需要，可以考虑买一些纤维粉，食用效果可能不如直接从食物中获取好，但对促进健康还是有帮助的。当然，纤维粉不要补充过多（菊粉每天不超过 15 克），否则可能会导致胀气。

ω-3 脂肪酸：燃脂，减少慢性炎症

研究显示，ω-3 脂肪酸可以从调脂、抗炎、抗氧化、抑制血栓形成以及保护血管内皮细胞等方面发挥预防动脉粥样硬化的作用，可减少慢性炎症及改善自身免疫性疾病。

ω-3 脂肪酸的减肥机制

1. 在总脂肪量不变的前提下增加 ω-3 脂肪酸的摄入量，能满足食欲。

2. ω-3 脂肪酸使食物在胃内停留的时间较长，使人不易感到饥饿，减少了食物的摄入量。

3. 能平衡体内的胰岛素水平，促进高血糖素的分泌；能促进新陈代谢，帮助脂肪消耗。

ω-3 脂肪酸藏在哪些食物里

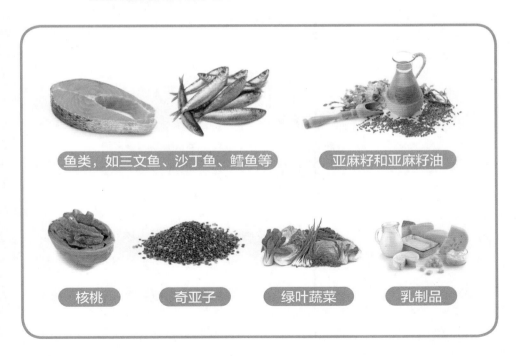

鱼类，如三文鱼、沙丁鱼、鳕鱼等　　亚麻籽和亚麻籽油

核桃　　奇亚子　　绿叶蔬菜　　乳制品

如何增加 ω-3 脂肪酸的摄入

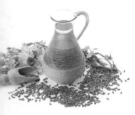

亚麻籽油，紫苏油代替一部分烹调食用油；鉴于其性质较活跃，不适合高温烹调，可以用于凉拌、调馅等 **1**

2

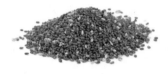

家里备点奇亚子，在制作果蔬奶昔或者面点、沙拉等时加入

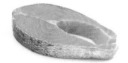

每周吃 1~2 次深海多脂鱼，每次 80 克即可 **3**

4

如果膳食摄入不足，吃点深海鱼油、磷虾油等膳食补充剂也可以

鱼类选择清蒸或低温烤制

因 ω-3 脂肪酸难以承受煎炸的高温，非常容易氧化，所以鱼类不适合采用煎炸的烹调方法。

食用油要换着吃

常见食用油中，花生油、玉米油、葵花子油是 ω-6 含量较高的油，而橄榄油、菜籽油等富含 ω-3 脂肪酸。

多吃大豆类和坚果

大豆类不仅是优质蛋白的来源，也是 ω-3 脂肪酸的重要来源。坚果中也含有 ω-3 脂肪酸，但含热量较高，应适量食用。

避免食用反式脂肪酸

经过氢化过程形成的反式脂肪会增加心血管疾病的风险。

B 族维生素：降低身体的炎症水平

B 族维生素是维生素 B_1、维生素 B_2 等 8 种水溶性维生素的总称。从食物中摄取的脂质、糖类、蛋白质在被人体利用时，B 族维生素会以辅酶的角色发挥作用，参与能量代谢和细胞代谢，有助于预防内脏脂肪堆积，帮助减重。

B 族维生素因其种类不同，功能也略有不同。它们会互相协助、彼此作用，进行各种代谢活动。因此，从食物中均衡摄取 B 族维生素很重要。

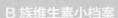

B 族维生素小档案

维生素 B_1（硫胺素）

也称抗脚气病因子、抗神经炎因子，是糖类转换为能量时不可或缺的维生素，参与辅酶的构成，促进胃肠蠕动、增进食欲。摄取不足时会使人焦虑、暴躁、疲劳等。

维生素 B_2（核黄素）

促进脂质和糖类转换为能量，保持皮肤和黏膜健康。

维生素 B_3（烟酸）

促进细胞新陈代谢，促进红细胞生成。

维生素 B_5（泛酸）

燃烧糖类、脂质，促进脂肪燃烧，预防动脉硬化。

维生素 B_6（吡哆素）

可以促成蛋白质的分解与氨基酸的再合成，还能促进脂肪代谢，预防动脉硬化。

维生素 B_7（生物素）

协助糖类和脂质代谢，摄取不足时易引发皮肤炎。

维生素 B_9（叶酸）

参与遗传物质和蛋白质的代谢，摄取不足时会影响人体正常生理活动。

维生素 B_{12}（钴胺素）

与维生素 B_6 一起辅助蛋白质和脂质的代谢，还具有制造叶酸和红细胞的功能。

富含 B 族维生素的食物

粗粮（如全麦面粉、燕麦、大麦、小米、糙米、红薯、大豆及其制品）、动物性食物（如动物内脏、蛋类、鱼虾、奶及奶制品）、蔬菜（如菠菜、西蓝花、莴笋、四季豆）、水果（如橘子、橙子、柠檬、葡萄柚）等食物中含有丰富的 B 族维生素，可以通过饮食均衡摄取。

如何有效摄取 B 族维生素

B 族维生素多是水溶性的，会随尿液排出体外，难以长时间在体内储存，而人体自身又难以合成，所以如果平时饮食习惯不好，经常挑食或偏食，就很容易缺乏。掌握它们易溶于水的特点，饮食时注意摄取方式，将有助于发挥其功效。

搭配脂肪含量丰富的食物

维生素 B_2 可以将脂质转换成能量，促进燃脂。将其与脂肪含量多的食物搭配食用，可以协助分解脂质。

不要放过汤汁

B 族维生素易溶于水，烹调时会溶于水中，建议连汤汁一起吃。

均衡饮食

B 族维生素彼此之间有互补作用，保证均衡饮食才有助于多方位摄取。

每天持续摄取

B 族维生素无法在体内蓄积，多余的部分会排出体外。因此，需要坚持持续摄取。

多酚类：抗氧化，助消炎

多酚是预防和治疗炎症和代谢紊乱的关键生物活性物质，摄入富含多酚的食物对于减少内脏脂肪、预防慢性疾病有积极作用。

摄入天然多酚可抗炎减脂

多酚是植物在保护自身免受紫外线的刺激时，通过光合作用产生的一种带有苦味和涩味的成分，具有潜在的促进健康作用，主要分布在植物表皮中。

多酚具有抗氧化、抗肿瘤、保护心血管、抑制炎症反应的作用，可以预防慢病。多酚通过发挥抗炎作用，有助于预防、缓解炎症及代谢紊乱，也可以减轻高脂食物对人体健康的威胁。此外，多酚还具有一定的抗突变、抗衰老、增强免疫、抗辐射的作用。

① 多酚可以保护胰岛细胞免受自由基氧化，提高胰岛素敏感性，有助于控制血糖，燃烧内脏脂肪。

② 多酚的抗炎机制可以改善心血管疾病的多种风险因素，包括降低血压、降低 LDL-C、预防血栓等。

③ 多酚可以通过促进有益菌的生长、限制有害菌的生长来改善肠道功能，减轻肠胃负担，预防肥胖。

④ 多酚在人体有助于防止细胞损伤，降低细胞因损伤而产生的突变甚至癌变的风险。

哪些食物富含多酚

多酚常存在于多种植物性食物中。

茶叶中含有丰富的茶多酚，其中绿茶多酚含量最高。

水果是多酚的重要来源之一，尤其深色水果的多酚浓度高。如樱桃、蓝莓、苹果、葡萄、梨、香瓜、番茄、柚子、橙子等的多酚含量就很丰富。

绿茶

茶多酚可抗氧化，助消化，预防慢病。

柚子

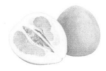

柚皮素可抗癌，保护内脏器官，抵抗炎症。

蔬菜的多酚含量比水果略低，但也相当可观。如洋葱、西蓝花、圆白菜、芹菜、香菜。

蓝莓

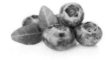

花青素可缓解眼睛疲劳。

西蓝花

可清除自由基，具有抗衰老、抗氧化、提高免疫力。

谷物、豆类、坚果种子都是含多酚丰富的食物。如荞麦、黑麦、燕麦、大麦、玉米、小麦、大米、黄豆、黑豆、芸豆、核桃、杏仁、亚麻籽、芝麻。

咖啡、黑巧克力的多酚含量也很丰富。

芝麻

芝麻素可抗氧化，增强免疫力。

黑巧克力

可可多酚可抗氧化，改善血液循环。

黄豆

大豆异黄酮能预防和改善骨质疏松。

慢病患者减内脏脂肪吃法

高血压患者减少内脏脂肪这样吃

高血压主要表现为头晕、头痛、胸闷、心悸、烦躁、肢体麻木等，不过，在高血压患病早期，不少人没有明显症状。钠盐摄入过高易导致血压升高，加上快节奏的生活压力大，会使动脉血管保持收缩状态，易形成高血压。

饮食清淡，从低盐开始

调节血压，要从改善生活方式做起，尤其是减少盐的摄入。高血压患者的盐摄入量应控制在 5 克以下，病情较重、有并发症者需控制在 3 克以下。

少吃盐的窍门

最后放盐

盐分散于菜肴表面还没来得及渗入内部，吃上去够咸，又可以少放盐。

适当加醋

酸味可以强化咸味。醋还能促进消化、提高食欲，减少食材维生素的损失。柠檬、柚子、橘子、番茄等酸味食物也可以增加菜肴的味道，还具有一定的抗氧化作用。

利用油香味增强味道

葱、姜、蒜等经食用油爆香后产生的油香味，能增加食物的可口性。

不喝汤底

汤类、煮炖的食物，盐等调味料往往沉到汤底，因此汤底最好不喝，以免盐摄入过多。

钾、钙、镁、膳食纤维，促进钠排泄

钾　补钾可以帮助身体排出钠，有利于控制血压，增强血管弹性。可适当多食柿子椒、西葫芦、冬瓜、香蕉等。

钙　钙有助于保持血压稳定。每天要喝足够的牛奶或酸奶，也可以吃适量的奶酪等。此外，大豆及其制品、油菜、雪菜等也有助于补钙。

镁　镁是维持心脏正常运转的重要元素，体内镁含量不足会导致血管收缩，进而使血压上升。可常食燕麦、糙米、紫菜、海带、花生、核桃、牛奶、大豆、鲤鱼、香蕉等。

膳食纤维　膳食纤维可帮助排出体内多余的钠，还能帮助保持血管弹性，对调控血压有益，也有助于吸附多余脂肪排出体外。可常食大豆、红豆、燕麦、荞麦、魔芋、薯类、海带等。

小贴士

医学研究发现，绿茶中含有黄酮类抗氧化物质，平时适量饮用可以减少患高血压的概率。但这并不意味着喝绿茶多多益善，高血压患者饮茶必须适量，而且忌饮浓茶，因为浓茶可能引起大脑兴奋、失眠、心悸等不适。此外，服用降压药期间也不宜饮用绿茶，以免降低药效。

糖尿病患者减少内脏脂肪这样吃

如果常喝含糖饮料、摄入过多精制碳水化合物、常吃夜宵、摄入太多饱和脂肪、蔬菜摄入不足等，都会影响胰岛素的分泌，引起血糖水平升高，不利于控制内脏脂肪。

如果血糖异常或者已经患了糖尿病，首先要做的就是正确安排一日三餐。在提供足够营养的同时尽可能把食物对血糖的影响降到最低。含碳水化合物的食物对血糖影响最大，一定要科学选择。禁甜食、限水果、选择中低 GI 主食，避免高 GI 食物。

食物多样化，选对谷薯是控糖的基础

人体所需的全部营养素不可能只从某一种或几种天然食物中获得，所以平衡膳食很重要，要保证食物多样化，只有这样才能满足人体需要，促进身体健康。为了平衡膳食，日常要注意食物搭配，尽量做到主食粗细搭配、副食荤素搭配。

1. 五谷杂粮等主食不仅能提供碳水化合物、膳食纤维、维生素、矿物质，还可以增加饱腹感，尤其是玉米、燕麦、荞麦等粗粮，应作为膳食基础。

2. 蔬菜能够提供矿物质、维生素和膳食纤维，尤其是绿叶蔬菜，所以每天都要吃蔬菜，且要吃够量（300～500 克）。

3. 水果是日常饮食中的重要组成，但对于糖尿病患者来说，吃不吃水果令人纠结。其实如果血糖控制较好，空腹血糖在 6.1 毫摩 / 升以下、餐后 2 小时血糖在 10 毫摩 / 升以下、糖化血红蛋白在 7.0% 以下，且病情稳定、不常出现低血糖的 60 岁以下糖尿病患者是可以吃水果的。可以选用含糖量低的水果，同时要相应减少主食的摄入量。

小贴士 ・・・・・・

① 水果不要和正餐一起吃，可作为加餐在上午 10 或下午 4 点左右食用。

② 选择含糖量相对低的水果，即低 GI 水果。

③ 每天水果量不宜超过 200 克，并相应减少 25 克的主食（生重），以控制每日摄入总热量不变。

多吃低 GL 食物

根据血糖生成指数（GI，指食物对血糖浓度的影响，反映碳水释放能量的快慢）和食物血糖负荷（GL，指实际摄入碳水的量对血糖的影响）进行膳食调理，有利于控制血糖。

> 食物血糖负荷（GL）=（GI × 碳水化合物的克数）/100

低 GI 食物主要有四季豆、扁豆、芦笋、黄瓜、茄子、菠菜、花生、牛奶等。需要注意的是，同种食材采用不同的烹饪手法，GI 值也会有较大差异。通常情况下，同种食材烹调时间越长，GI 值越高。推荐糖尿病患者掌握以下烹饪技巧帮助控糖：粗粮不细作，制作混合主食；不久煮，减少糊化程度；不要切得太小，蔬菜能不切就不切，豆粒能整粒吃就不要磨；处理水果越简单越好；用醋或柠檬汁调味。

高 GI 食物并非绝对禁止，但需要控制量。例如西瓜的 GI 值是 72，100 克西瓜中的碳水化合物是 5.5 克，那么吃掉 100 克西瓜后食物血糖负荷 GL=72 × 5.5/100 ≈ 4。可以看出，西瓜的 GI 值虽然很高，但 GL 值很低，因此只要控制食用量，对血糖的影响并不大。当然，GI 值和 GL 值越低越好。

推荐食材

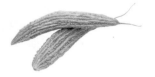

苦瓜

含有苦瓜苷，有人称之为"植物胰岛素"。这种物质具有一定的降血糖功效，对胰岛有保护作用。

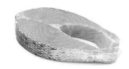

三文鱼

富含 DHA，具有降血脂和抗炎的功效，有助于减少糖尿病脂代谢紊乱，减轻糖尿病患者因血糖高而对组织器官的损害。

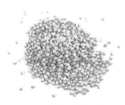

荞麦

富含的铬能增强胰岛素的活性，是重要的血糖调节剂。此外，荞麦中含有的芦丁对改善糖尿病患者血管健康有益。

血脂异常患者减少内脏脂肪这样吃

血脂异常可表现为头晕、失眠、易疲劳、胸闷、体重增加等，不过很多血脂异常患者往往没有任何不适，只有通过血液检查才能发现，隐蔽性极强。

减少饱和脂肪酸和反式脂肪酸

选择优质蛋白质食物

膳食中增加优质蛋白质的供给，可以平衡脂肪、碳水化合物、蛋白质的比例，有利于调节血脂。蛋白质的来源非常重要，含优质蛋白质的食物有蛋类、瘦肉、去皮禽肉、鱼类、大豆及其制品等。

远离饱和脂肪酸和反式脂肪酸

饱和脂肪酸是影响血脂的主要因素，可以导致血清总胆固醇和低密度脂蛋白胆固醇（坏胆固醇）水平的升高。要尽可能减少饱和脂肪酸的摄入，其最大摄入量应小于总热量的10%。日常饮食中，应做到：在烹调前将肥肉剔除，撇去凝固在菜肴、汤羹表面的浮油。
蛋糕、油炸食品等富含反式脂肪酸，会导致血液中总胆固醇和甘油三酯的含量升高，因此要少吃这类食物。

多吃新鲜的深色蔬菜，促进脂肪代谢

蔬菜中含有较多的膳食纤维和植物化学物，有利于脂肪代谢。

小贴士 ・・・・・・

要注意饮食中的三大高脂陷阱

1 坚果食用超标。建议每天坚果不超过一小把（25～35克）。

2 食用高糖高脂水果如牛油果、榴莲等过多。应选择含糖量低且富含水分和膳食纤维的水果，如柑橘、梨等。

3 素食者摄入过多食用油。每天的油量控制在25～30克。对于血脂异常者来说，首选橄榄油、茶油，其次是花生油。

富含维生素 C 的低热量水果，促胆固醇降解

维生素 C 可促进胆固醇降解，将其转变为胆汁酸，从而降低血清胆固醇水平。应适当选择热量低、维生素 C 含量高的水果，如樱桃、猕猴桃、草莓、橘子、苹果等。

推荐食材

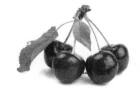

樱桃

樱桃含脂肪少，含有丰富的维生素、矿物质、膳食纤维等，促进胃肠蠕动，加快食物的消化，促进排便，使毒素及垃圾及时排除，因此达到减肥的效果。

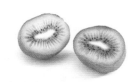

猕猴桃

猕猴桃中所含的矿物质、维生素和植物营养素等，具备天然的血液稀释功能，能减少血液凝块的形成，降低胆固醇和血压。

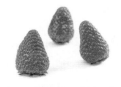

草莓

草莓类浆果富含的花青素能加速体内胆固醇分解并降低低密度脂蛋白含量，从而预防血栓形成，减少心脑血管疾病的发生。

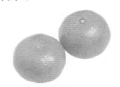

橘子

橘子内侧薄皮含有膳食纤维及果胶，可以促进通便，并且可以降解沉积在动脉血管中的胆固醇，有助于使动脉粥样硬化发生逆转。

苹果

苹果富含果胶、纤维素和维生素 C，有非常好的降脂作用。

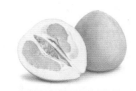

柚子

柚子中所含的大量维生素 C 以及天然果胶能降低人体血液中胆固醇的含量，并有助于钙和铁的吸收。

痛风患者减少内脏脂肪这样吃

饮食结构不健康、不科学，经常吃高嘌呤食物是高尿酸血症和痛风年轻化的一大原因。

多选低嘌呤食物

低嘌呤食物是指每 100 克食物中，嘌呤含量小于 25 毫克。这类食物可以每天食用。

1. 谷薯类：大米、小米、小麦、玉米、土豆、芋头等。
2. 蔬菜类：白菜、芥蓝、圆白菜、芹菜、荠菜、韭黄、苦瓜、黄瓜、冬瓜、丝瓜、南瓜、茄子、胡萝卜、白萝卜、柿子椒、洋葱、番茄、莴笋等。
3. 水果类：梨、苹果、橙子、菠萝、葡萄、樱桃、木瓜、柠檬等。
4. 蛋奶类：鸡蛋、鸭蛋、牛奶等。
5. 水产类：海参、海蜇等。
6. 其他类：苏打饼干、麦片、茶等。

小贴士 ......

1. 为了避免长期过度低嘌呤饮食导致营养缺乏，除了低嘌呤食物外，中嘌呤食物也要适当食用。降低中嘌呤食物的嘌呤含量的方法：肉类先切小块，再沸水焯烫；蔬菜焯烫后烹调食用。因为嘌呤易溶于水，只要是"过水"处理，均能减少嘌呤含量。
2. 海产品包括动物性海产品和植物性海产品。痛风患者能否食用海产品，取决于食物中的嘌呤含量。比如同样是动物性海产品的海蜇和海参，其嘌呤含量分别只有 9.3 毫克 /100 克和 4.2 毫克 /100 克，比青菜的嘌呤含量还要低。所以，这些嘌呤含量低的海产品，痛风患者完全可以吃。

多喝水，促进尿酸排泄

多喝水可以促进尿酸排出，预防尿酸性肾结石的发生。对于痛风患者而言，最安全和健康的饮料就是白开水，辅助喝一些淡茶水也是可以的。

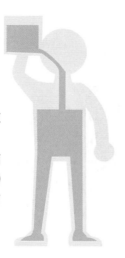

痛风患者每天的饮水量应达到 2000 毫升。
在急性发作期或伴有肾结石者，每天可饮水 3000 毫升，以保证排尿量，有利于尿酸的排出。

小贴士······

❶ 镁有助于调节尿酸代谢。可常食黑米、海参、玉米、芝麻、荞麦等富含镁的食物。

❷ 钾有助于减少血液中的尿酸含量。可常食土豆、绿叶菜、香蕉、木耳等来补充。

推荐食材

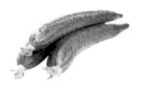

黄瓜

富含水分，可帮助机体排出多余的尿酸。黄瓜含有的丙醇二酸可抑制糖类转化为脂肪，还可以帮助降低内脏脂肪。

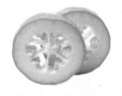

冬瓜

具有利尿消肿的作用，有助于降低尿酸水平，预防关节疼痛，且热量较低，适合控制体重的痛风患者食用。

第**6**章

有氧、抗阻相结合，
燃脂效率更高

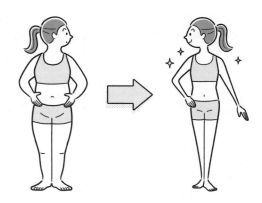

制造热量缺口，
告别无效减脂

基础代谢率与运动系数

想燃脂必定躲不开的一个词就是"热量缺口"，也就是说，每天的消耗要持续大于摄入。但这是否意味着需要吃很少，同时疯狂运动呢？不是！

因为通过节食减脂，不仅伤害身体还容易反弹。每天摄入的热量一定要达到基础代谢量，才能健康减脂。

> 每天身体的热量消耗 = 基础代谢率 × 运动系数

基础代谢率

中国人正常基础代谢率平均值　　　　　单位：千焦/（米^2·小时）

年龄（岁）	11~15	16~17	18~19	20~30	31~40	41~50	51以上
男	195.5	193.4	166.2	157.8	158.7	154.1	149.1
	（46.7）	（46.2）	（39.7）	（37.7）	（37.9）	（36.8）	（35.6）
女	172.25	181.7	154.1	146.5	146.4	142.4	138.6
	（41.2）	（43.4）	（36.8）	（35.0）	（35.0）	（34.0）	（33.1）

注：上述数据引自《临床营养学》，括号内数值为千卡/（米^2·小时）。

运动系数

没有运动	1.2
每周运动1~2次	1.375
每周运动3~5次	1.55
每周运动6~7次	1.725
专业运动员或体力劳动者	1.9

小贴士 ······

想要可持续地瘦下来，就要科学处理好饮食与运动之间的关系（即制造热量缺口），这样才会健康且长久。

常见运动热量消耗

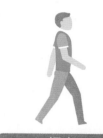

慢走

（速度 3 千米 / 小时）
男 27.5 千卡 /10 分
女 23.3 千卡 /10 分

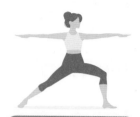

健美有氧操

男 33.0 千卡 /10 分
女 28.0 千卡 /10 分

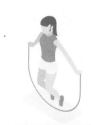

跳绳

男 88 千卡 /10 分
女 74.7 千卡 /10 分

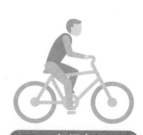

自行车

男 44.0 千卡 /10 分
女 37.3 千卡 /10 分

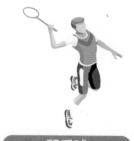

羽毛球

男 49.5 千卡 /10 分
女 42.0 千卡 /10 分

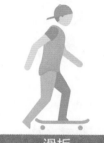

滑板

男 77.0 千卡 /10 分
女 65.3 千卡 /10 分

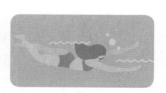

游泳

男 88.0 千卡 /10 分
女 74.7 千卡 /10 分

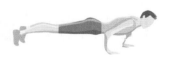

俯卧撑

男 49.5 千卡 /10 分
女 42.0 千卡 /10 分

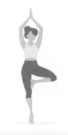

瑜伽

男 44.0 千卡 /10 分
女 37.3 千卡 /10 分

注：数据来源《中国居民膳食指南（2022）》，男性体重 66 千克，女性体重 56 千克。

减掉 1 千克脂肪需要多久

减脂期每天的热量赤字（即消耗大于摄入的量）可控制在 : 500 千卡左右

1 千克脂肪 ≈ 7800 千卡

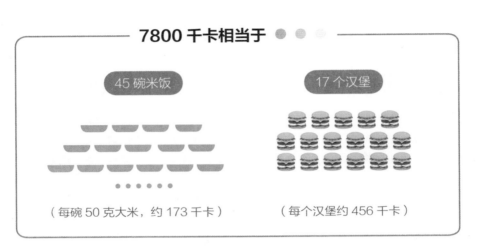

7800 千卡相当于

45 碗米饭

17 个汉堡

（每碗 50 克大米，约 173 千卡）

（每个汉堡约 456 千卡）

例如 : 某人体重 60 千克，慢跑 1 小时，速度是 3 分 /400 米

那么他跑步过程中 :

跑步热量（千卡）= 体重（千克）× 运动时间（小时）× 指数 k

指数 k = 30÷速度（分 /400 米）

消耗的热量 = 60×1×30/3 = 600（千卡）

要消耗 1 千克脂肪 : 7800/600 = 13 天

也就是说，减掉 1 千克脂肪，需要每天跑步 60 分钟，连续 13 天。

每减掉 1 千克的纯脂肪，在减脂初期体重会下降 2～3 千克；

稳定期之后，每减 1 千克的纯脂肪，体脂会下降 1.5～2 千克；

同时体形看上去也会发生明显的变化，腹部变平坦、四肢变紧致。也就是说，减掉 1 千克脂肪看起来需要很久，但会带来本质上的变化。

有氧加抗阻，这样练更燃脂

有氧运动与抗阻运动

有氧运动	抗阻运动
又叫"心肺运动"	又叫"力量训练"
主要以有氧代谢提供能量的运动方式，增强心肺耐力。在进行有氧运动过程中，可以和人正常交流。	利用阻力促进肌肉收缩，增强爆发力，提高肌容积。让肌肉在"缺氧"的状态下进行运动，运动状态下不能与人正常交流。
主要消耗	
脂肪、碳水化合物、蛋白质	碳水化合物
特点	
强度低、有节奏、持续时间长	强度大，很剧烈、短时间运动
例如	
快走、慢跑、慢速跳绳、有氧操、骑自行车等	短跑、跳高、举重、深蹲、负重肌肉训练、俯卧撑等
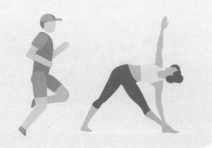	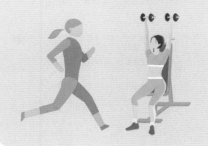

有氧抗阻怎么练，才能 1+1 > 2

有氧运动怎么练

选择多种有氧运动交叉练习

长期坚持一种有氧运动易使身体适应该运动，导致减脂平台期更快到来

运动时间

建议30~45分钟
过度有氧运动会使身体损失大量肌肉，降低新陈代谢

优先选择HIIT（高强度间歇训练）

HIIT训练具有持续燃脂的特点，也就是说，停止运动后身体还会处于燃脂状态

跑步	45 分钟
有氧操	35 分钟
跳绳	30 分钟
HIIT 训练	20 分钟

有氧运动心率保持在最大心率的60%~80%，能长时间进行

抗阻运动怎么练

每次一个大肌群 + 一个小肌群

大肌群：背部、胸部、臀腿
小肌群：腹部、肩部、手臂

运动时间

建议 15~30 分钟
每周最好进行 2~3 次非连续的抗阻运动，尽可能练到所有主要肌群，可以达到减脂效果。

可选择力量训练或塑形运动

塑形和力量锻炼并没有明显的界限，很多锻炼动作，可以在塑形同时达到提升力量的结果

引体向上	锻炼肱二头肌，减掉"麒麟臂"
平板支撑	加强腹肌核心肌群力量，塑造全身线条
深蹲锻炼	提升下肢和腹部肌肉力量，塑造臀部线条

抗阻运动心率在170~180次/分以上，容易使肌肉疲劳

运动最大心率：最大心率 = 220 − 年龄

运动心率：最大心率 × 60% ~ 最大心率 × 80%

再来看一个实验，这个实验研究了哪一种运动方式对减脂和提高基础代谢更有效。

10 周力量训练、耐力训练以及组合训练后人体基础代谢变化

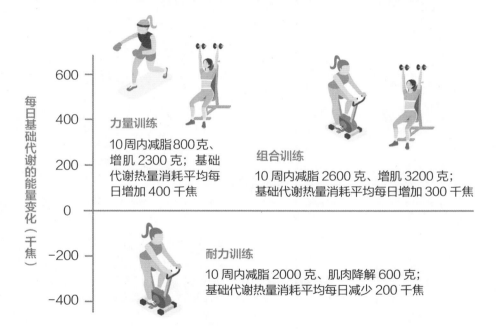

力量训练
10 周内减脂 800 克、增肌 2300 克；基础代谢热量消耗平均每日增加 400 千焦

组合训练
10 周内减脂 2600 克、增肌 3200 克；基础代谢热量消耗平均每日增加 300 千焦

耐力训练
10 周内减脂 2000 克、肌肉降解 600 克；基础代谢热量消耗平均每日减少 200 千焦

纵轴：每日基础代谢的能量变化（千焦），刻度 600、400、200、0、−200、−400

这个实验的借鉴意义就是：

1. 想要脂肪短时间显著减少，力量 + 耐力的组合训练最有效；

2. 想要长时间保持体重，增加肌肉力量必不可少；

虽然力量训练比组合训练每天仅多消耗 100 千焦，但长远来看，消耗的总热量也相当可观。

有氧抗阻组合循环训练举例

抗阻动作要以多关节训练为主，比如俯卧撑、徒手深蹲、弓箭步等；有氧动作可以选择跳绳、开合跳、高抬腿等。在整个循环训练中，可以加入以下爆发性动作，比如深蹲跳、击掌俯卧撑等。因为爆发性动作对身体的负荷比较大，所以不能安排过多。选择这样的动作可以调动更多的肌群，并且更快地燃烧脂肪。

如果有健身器材，可以进行以下循环训练。

交替式循环训练

训练动作	训练时间
跑步	15 分钟
椭圆机	15 分钟

跑步结束后，立即做椭圆机运动，做完算一次交替循环训练。

腹部标准循环训练

训练动作	训练时间
剪刀腿	15 次
卷腹	15 次
坐姿两头起	15 次
平板支撑	45 秒

依次进行训练动作，每个训练动作之间不休息或尽量少休息，所有动作做完算 1 轮，共进行 3~4 轮，每轮之间休息 1~3 分钟。

腹部标准循环训练

动作顺序安排	训练动作	次数 / 时间
全身动作	立卧撑	10 次
下肢训练动作	箭步蹲	25 次
上肢训练动作	哑铃弯举	15 次
下肢训练动作	原地登山跑	30 秒
上肢训练动作	哑铃颈后臂屈伸	10 次
腹部训练动作	卷腹	20 次
腹部训练动作	俄罗斯转体	20 次

依次进行以上动作，每个训练动作之间不休息或少休息，所有动作完成算 1 轮。共进行 3~4 轮，每轮间休息 2~5 分钟。

无器械有氧抗阻结合运动，畅享 48 小时燃脂

训练结束后（尤其是高强度的运动），身体会以更快的速度持续燃烧热量，甚至长达 48 小时，即运动后过量耗氧，简称 EPOC。EPOC 的第一阶段持续时间较短且较为剧烈，一般在训练结束后几小时就会消退。而与第一阶段相连的后续阶段则在 24 小时后缓慢结束，有时可长达 48 小时。

动作 1：开合跳（每组 20 次）

1 站姿跳跃。双脚往外张开约 1.5 个肩宽，双手往头顶方向击掌；注意手肘尽量伸直，在头部两侧夹紧，身体同时向上延伸。

2 再跳一次后双脚并拢，双手拍大腿两侧。注意身体仍要往头顶方向延伸，尽量不要驼背。

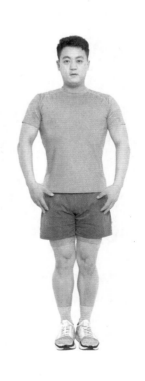

动作 2: 波比跳

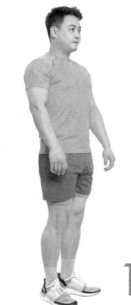

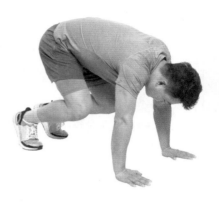

1 开始时跳跃站姿。

2 将大腿后侧肌群往后推,尽可能保持小腿垂直,双膝采用中立姿势,髋关节转轴往前弯,手掌放在地面,手指朝前。重点是保持下背平直,双脚在双手碰地时往后伸或滑到后方。

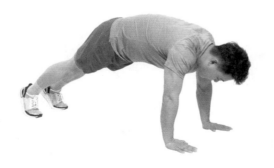

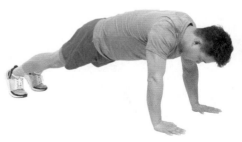

3 双脚往后滑,摆出伏地挺身至最高位置的姿势。双手紧扣地面,夹紧臀部,持续绷紧腹部。

4 胸部往地面沉的同时,手肘保持贴紧身体,肩膀与手腕上下对齐。

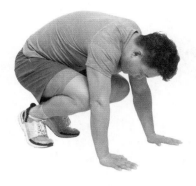

5 用爆发式动作伸展手肘，
髋部往上推到完全伸展，
膝盖往胸口拉。

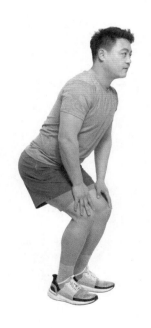

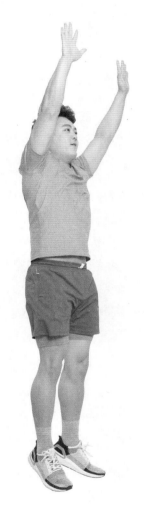

6 双腿弯曲到身体下方时，
试着用双脚取代双手的
位置。重点是要尽可能保
持双脚平直，背部打直，
抵达深蹲的最低位置。

7 身体推离深蹲最低
位置，垂直往上跳。
并拢双腿，双肩往
后拉（腋窝朝前），
脚尖朝下。一组波
比跳动作完成。

持续有氧运动，
提高整体燃脂效率

空腹有氧训练，消灭顽固脂肪

什么是空腹有氧训练

根据人体对食物的消化进程，可以简单地把一天中的各时段分为进食状态与空腹状态。其中，进食状态指人体正在消化、吸收食物的时间段；空腹状态指人体完成消化、吸收食物后的时间段。

在进食状态下，由于血糖含量升高，胰岛素分泌，人体处于合成代谢状态（脂肪更容易堆积）。在空腹状态下，血糖含量降低，胰岛素回归到初始状态，脂肪更容易被分解。

下图清晰地反映了这一规律。

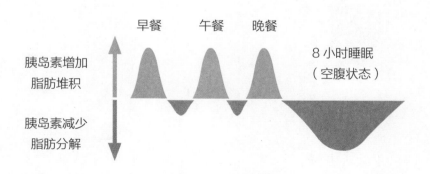

进食状态与空腹状态对脂肪的影响

所谓空腹有氧训练，通俗地讲，就是人体在空腹状态下进行的有氧运动。

空腹有氧真的能燃烧更多脂肪吗

英国伯明翰大学的研究人员针对空腹有氧训练进行了相关研究。他们将受试者分为A、B两组，A组受试者在空腹状态下进行1小时的有氧运动，B组受试者在进食后进行1小时的有氧运动。结果，A组受试者比B组受试者燃烧了更多脂肪。研究人员认为，进行空腹有氧训练时，人体没有多余的碳水化合物进行能量供应，所以更多的脂肪被燃烧，为身体供能。

空腹有氧训练的原理是：空腹状态时，胰岛素含量相对较低，由于缺少碳水化合物的摄入，人体会调动更多脂肪，为运动提供所需的能量。

顽固部分怎么瘦下来

顽固部位瘦不下来主要有两个原因：

难瘦部位的 α 受体比 β 受体多

人体通过儿茶酚胺（一种化学物质）才能达到分解脂肪细胞的目的。当儿茶酚胺通过血液与脂肪细胞中的受体结合后，就可以分解脂肪，释放能量。

脂肪细胞中有两种肾上腺素受体：α 受体和 β 受体。β 受体被称为"好受体"，它可以促进脂肪燃烧，当儿茶酚胺与它结合后，脂肪细胞就会被调动，为人体提供能量；α 受体被称为"坏受体"，儿茶酚胺与它结合后，无法调动或分解脂肪细胞。

人体不同部位的 α 受体和 β 受体含量不同。研究表明，大腿和臀部脂肪中的 α 受体是 β 受体的9倍。此外，男性腹部脂肪中含有更高比例的 α 受体。

难瘦部位的血液流通量较小

人体不同部位的血液流通量有一定差异。血液流通量越大的部位，脂肪燃烧越快，温度越高。摸一摸臀部或大腿，这里的温度相比其他部位（手臂、胸部等）的更低。

血液流通量小会造成血液承载的激素（例如儿茶酚胺，可以促进脂类分解）很难进入脂肪细胞，使得这些部位的脂肪代谢更加困难。

研究表明，进行空腹有氧训练时，腹部的血流量将会得到显著提升，儿茶酚胺更容易与腹部脂肪中的 β 受体结合，促进腹部脂肪的燃烧。

小贴士 ······

这些人不适合空腹有氧训练

① 存在已知心脑血管疾病人群，包括心脏、外周血管或脑血管疾病等。
② 存在已知呼吸疾病人群，包括慢性阻塞性肺疾病（COPD）、哮喘、间质性肺病或囊性纤维化等。
③ 休息或轻度活动时会出现气短眩晕或晕厥症状人群。
④ 孕妇和 60 岁以上中老年人。

如何进行空腹有氧训练

① 选择清晨时段。因为经过一夜的睡眠，身体处于完全空腹的状态。
② 训练前，不要摄入任何富含碳水化合物的食物，包括水果、全谷物、含糖饮料等。
③ 在训练前半小时补充 200~300 毫升的水。
④ 训练时，每 15 分钟饮水 150~300 毫升。
⑤ 训练的持续时间以 20~30 分钟为宜，每周进行 3~5 次训练，训练强度中等或低等，心率为最大心率（220 - 年龄）的 60%~70%。

需要提醒的是，该训练不适合非健康人群，尤其是低血糖人群。

此外，在空腹状态下，人体主要靠脂肪和蛋白质供能，所以该训练不仅加速脂肪燃烧，也会加速肌肉消耗，这是空腹有氧训练的严重缺陷。所以，一定要辅助腰腹以上部位的力量练习，建议一周至少 3 次，防止肌肉流失。

适合普通人的有氧运动

人体在经过了一夜的休息，胃里的食物已经消化完，内脏脂肪和皮下脂肪都会消耗，身体内糖原量低，这时候有氧运动可以加速脂肪的分解以达到更高效的燃脂。

爬楼梯

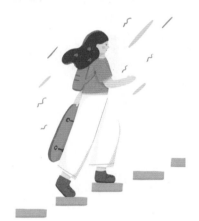

推荐指数 ★★★★

推荐理由

① 不限天气。
② 对膝关节比较友好。
③ 无投入，方便实施。

限制因素

① 下楼梯时会对膝关节造成较大影响。
② 楼道空气不太好。
③ 比较枯燥。

固定自行车

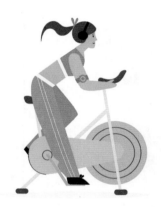

推荐指数 ★★★★★

推荐理由

① 不受天气影响，在家就能骑。
② 比较安全。
③ 可以边看手机，边骑车，一般固定自行车都有手机位，减少很多枯燥。

限制因素

① 容易受主观意识动摇，慢慢的速度就慢下来了。
② 需要花费一些成本。

跳绳

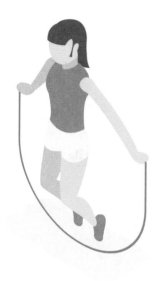

推荐指数 ★ ★ ★

推荐理由

① 全身都在运动，燃脂效率非常棒。

② 占地面积小，器具容易携带。

限制因素

① 对 BMI 较大的人群不太友好，膝关节压力大。

② 对主观自律要求较高，容易偷懒。

③ 一开始比较难，容易放弃。

户外跑步

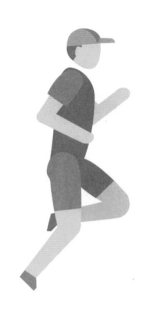

推荐指数 ★ ★ ★ ★

推荐理由

① 属于全身有氧运动，燃脂效率较高。

② 最容易实施的运动之一。

③ 大众运动，可以认识很多朋友。

限制因素

① 容易受天气原因影响。

② 容易受到场地限制。

③ BMI 较大人群也不太适合跑步，膝关节压力比较大。

腰腹部抗阻运动，快速消耗糖原

腹横肌柔软，内脏脂肪越堆越多

腹横肌为腹部阔肌中生长最深、厚度最薄的肌肉，腹横肌为直走向，一般起点位于第 7~12 肋骨内面，终点位于腹白线。其主要功能有保护内脏、缓解腰痛、辅助呼吸、协助排泄等。长期坐办公室的人，腹部经常处于放松状态，腹横肌易松弛，内脏脂肪也会随之增长。

腹横肌强健	腹横肌柔软
☐ 呼吸变深	☐ 呼吸变浅
☐ 运动其他腹肌	☐ 其他腹肌松弛少动
☐ 血液循环通畅	☐ 血液循环停滞
☐ 动作幅度变大	☐ 动作幅度变小

下腹紧实

腹横肌的增强能够减少脂肪的堆积，抵挡内脏的凸显，让腰腹变平坦。并能提高身体的日常消耗，加速体内热量的分解。

下腹突起

腹横肌的脉络肌纤维是横向生成的，如太薄或者太弱，则无法包裹内脏脂肪和肠道内脏，腹部肿胀突起，显得臃肿肥胖。

腹横肌

4 周打造强健腹横肌，赶走内脏脂肪

如何拥有平坦、性感、无赘肉的腰腹，赶走内脏脂肪？久坐办公室的上班族运动量严重不足，更应抽出时间重点训练。按照以下计划实施锻炼，4 周打造强健腹横肌。每次两组就是一个动作要持续做两次，每组的个数，可根据自己的承受能力有些许变动。

周一	腹肌激活 ×1组 ×（20 秒 / 组） 侧平板式上举 ×2组 ×（12~16 次 / 组） 俄罗斯转体 ×2组 ×（12~16 次 / 组） 躺姿钟摆 ×2组 ×（12~16 次 / 组） 腹部拉伸 ×2组 ×（12~16 次 / 组） ⟶ 组与组之间休息 30 秒
周二	休息
周三	腹肌激活 ×1组 ×（20 秒 / 组） 侧平板式上举 ×2组 ×（12~16 次 / 组） 平板支撑 ×2组 ×（30 秒 / 组） 躺姿钟摆 ×2组 ×（12~16 次 / 组） 腹部拉伸 ×2组 ×（12~16 次 / 组） ⟶ 组与组之间休息 30 秒
周四	休息
周五	腹肌激活 ×1组 ×（20 秒 / 组） 侧平板式上举 ×2组 ×（12~16 次 / 组） 俄罗斯转体 ×2组 ×（12~16 次 / 组） 平板支撑 ×2组 ×（30 秒 / 组） 腹部拉伸 ×2组 ×（12~16 次 / 组） ⟶ 组与组之间休息 30 秒
周六	休息
周日	休息

每天 8 分钟，运动更有针对性

激活腹肌
增强腹内压

训练
部位 腹横肌

1 平躺在瑜伽垫上，双脚并拢，
屈膝抬腿的同时将臀部略微
抬起。

2 下背部用力贴紧地面绷紧身体，
肩部略微离地，同时上下振动双
手刺激腹肌收紧，保持均匀呼吸。

 动作纠错

① 腹部要保持绷紧，靠腹部力
量将两头抬起，下颌始终贴
紧颈部，同时后缩颈部。

② 避免用力伸头，导致颈部疼
痛。随着锻炼时长增加，腹
部会有烧灼感。

每个动作 30 秒

平板支撑
增强腹肌力量

训练部位 腹横肌、腹直肌、竖脊肌

核心肌群指的是围绕着脊椎和骨盆腔的肌肉。

1 俯卧于地面上，双肘弯曲支撑躯干，双手置于肩关节前，脚跟离地脚趾支撑，将身体往上推，仅用肘部和脚趾支撑在地面。

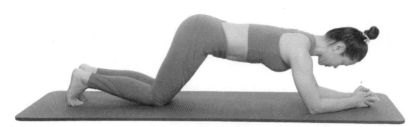

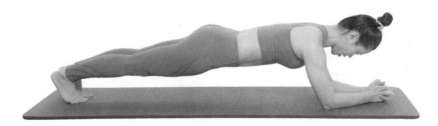

2 确认肩背是平直的姿势。从头到脚保持在一个平面上，若这个姿势可以稳定维持，可以逐步增加支撑的时间。有的人觉得平板支撑时间过短，可以按照这个动作开始，也可以起到锻炼的效果。

 动作纠错

平板支撑看起来很容易，但也非常容易出错，很多人习惯塌腰。正确做法应该是腹部往内缩，动用核心肌群力量，想象肚脐正向脊椎推挤。这样既可以让躯干持平，也可以保护脊椎安全。在运动过程中，低头或者抬头也是常见的错误。

每个
动作
30秒

俯身折合摸脚
增强肌肉紧张感

训练
部位

腹直肌、腹横肌、
竖脊肌

1 首先要保持
一个俯身支
撑的姿势。

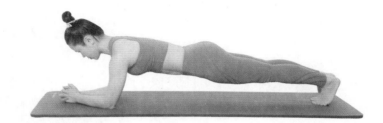

2 收紧腹部，尽量将身体
折合，呼气。

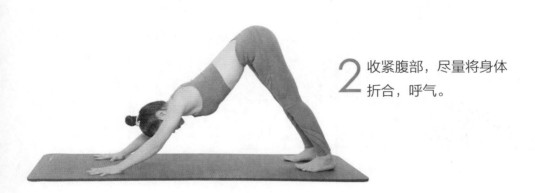

3 尽量让一只手伸向脚尖，完成一个
摸脚动作，然后换另一侧重复动作。

✕ 动作纠错

不要弓腰，腰部要
保持挺直。

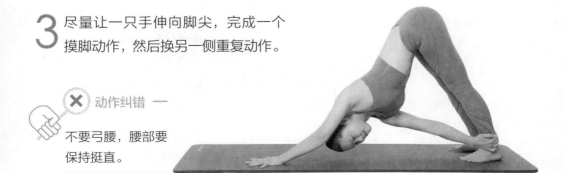

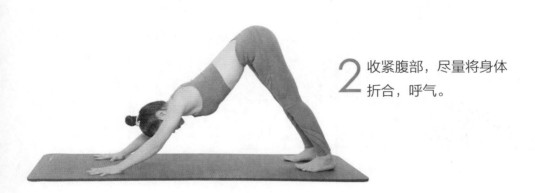

181

每个动作 30 秒

侧平板式上举
告别小肚腩

训练部位

腹斜肌、臀大肌、三角肌

1 侧躺，左手臂屈肘支撑于地面；右手（上侧手）微微叉腰，侧面身体垂直于地面、不歪斜。右脚屈膝微微撑于地面，左脚与脚尖伸直。抬头挺胸、收下颌，眼睛直视前方。

2 维持骨盆与脊柱在一条直线、腹部核心稳定，接着开始动作；下半身撑起离开地面，运用侧腰、腹部的力量，维持脊椎中立的姿势，让身体呈直线，且肩膀放松，建议维持 30～60 秒，依个人情况量力而为。

3 回到起始位置，重复及交替动作。进阶可以双脚伸直离开地面，或是上侧手可以举高、朝天花板的方向，能同时训练平衡感。

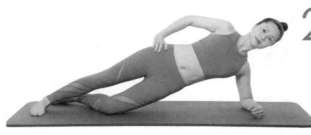

 动作纠错

在做此动作时，要尽量保持身体呈一条直线，不弯曲，也就是不要臀部后拱，或者弓腰。

每个动作 **30** 秒

俄罗斯转体
打造 A4 腰

 训练部位 腹内斜肌、腹外斜肌

1 坐在健身垫上，膝盖弯曲，双脚触地；上半身与地面大约呈 45 度，注意拉伸脊柱躯干和大腿，呈 V 字形，双臂伸直向前，两手手指交叉，随后保持腿部固定。

✖ 动作纠错 ——————

在做这个动作时要用腹部进行收缩，放松腰背部肌肉，而不是把力量转移到腰背上。

2 将身体向右转，同时吸气，再回到中心位置，之后以同样的方式将身体向左转，同时呼气，此为一次反复。

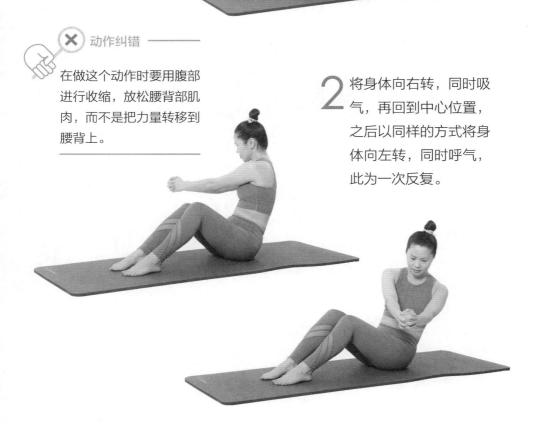

每个动作 30 秒

躺姿钟摆
告别虎背熊腰

训练部位　腹斜肌

1 仰躺，双手张开、掌心贴地；双脚抬高，并且屈膝离开地面、双脚并拢，维持身体自然体线、腹部核心稳定。

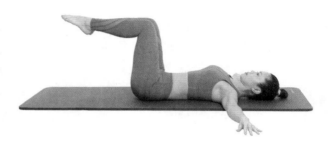

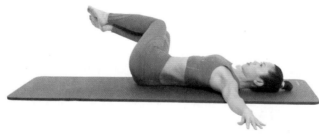

2 接着双脚朝右边旋转，左边侧腰、臀部微微转动；换边操作。

3 回到起始位置，重复及交替动作，保持自然呼吸。若双腿扭转时，感觉后背不舒服，可垫个毛巾，减缓疼痛感。

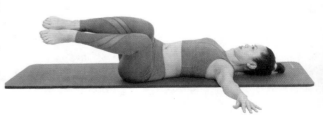

 动作纠错

在做此动作时，双腿尽量保持水平，重点是腹部要稳定，不要随着身体的摆动而左右摇摆，靠双腿的力量让腹部发力。

腹式呼吸减肥法，
有效对抗内脏脂肪

一呼一吸间，腹部凹缩凸起，使横膈上下移动；以充分的吸气把气息带入胸腔与腹部之间的位置，使腹压增加。腹式呼吸可以改善消化系统功能，促进肠道蠕动，预防便秘。它虽不能有效地减去体表脂肪，却能加快身体代谢速度。

掌握了腹式呼吸法，就可以把它融入日常生活，站立、坐下、行走、平躺，随时随地都能做，这也是腹式呼吸的一个优势。

腹式呼吸，要怎么做

腹式呼吸看似简单，但最初练习起来并不容易，有些人甚至会觉得累。在掌握正确方法之后，身体便会逐渐适应，成为一种不用刻意去做的呼吸习惯。

腹式呼吸分为两种：顺式和逆式

 在吸气时把腹部鼓起，呼气时把腹部缩回。

 与顺式相反，吸气时把腹部收缩，呼气时再把腹部鼓起。

顺式呼吸是多数人习惯的，以顺式为例来讲解腹式呼吸方法。

吸气时，最大限度地向外扩张腹部，感觉气息经过鼻腔、喉咙、气管进入肺，当肺容积逐渐增大时保持胸廓不动，迫使横膈下沉，同时腹部向外鼓起；呼气时向内收缩腹部，横膈向上提升，使大量浊气呼出体外。

标准的腹式呼吸有时间要求，一次呼吸要比平时的呼吸时间长，并且需要控制好节奏，不能时快时慢和过于急促。一般来说，一次呼吸的总时间在15~20秒。

刚开始练习时，可以先从"减量版"的开始，一般经过两周的练习即可掌握。

"减量版"13 秒节奏是这样的

5 秒钟	3 秒钟	5 秒钟
吸气	屏气	吐气

练习时，以连续的 10 次为一组，重复 3~4 组即可。上下班走路时、坐在电脑前时、睡前躺在床上时……随时随地都可以练习。形成习惯后，就可以自如练习，而不会觉得憋气、吃力。

"进阶版"20 秒节奏是这样的

8 秒钟	4 秒钟	8 秒钟
吸气	屏气	吐气

小贴士 ⦁⦁⦁⦁⦁⦁

在整个腹式呼吸过程中，需要注意的要点

❶ 不管是顺式还是逆式，都要用鼻子吸气，用嘴呼气。

❷ 不管是呼气还是吸气，都要慢且长，尽量匀速进行，不要中断。

❸ 过程中如果觉得憋气难受，要立刻调整。

❹ 如果有条件腾出时间，最好以坐姿进行，身体处于放松状态，效果会更好。

配合腹式呼吸激活腹横肌

仰卧卷腹转体，动态顺式腹式呼吸练习

1　仰卧在垫子上，调整身体，让身体两侧均摊体重铺实于垫面，调整骨盆到中正位置，双臂向两侧打开，掌心向下，双腿并拢，向上抬起与地面垂直。

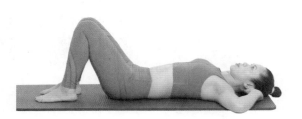

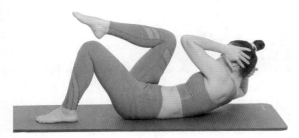

2　深吸气，腹部鼓起，停留3~5个呼吸，接着卷腹，摆动身体，使一侧的肘关节去触碰另一侧的膝盖，呼气，腹部核心收紧，停留3~5个呼吸。

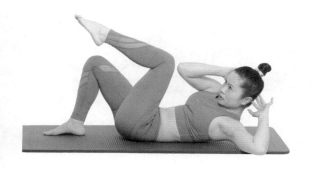

3　然后屈腿的一侧还原到伸直的状态，但要保持离地，在转体的过程中吸气，停留3~5个呼吸，肘关节触碰到膝盖的一刹那呼气，停留3~5个呼吸。重复练习8~10次，做3组，每组之间停留3~5个呼吸。

蝗虫式，动态逆式腹式呼吸练习

1 俯卧在垫子上，让自己完全接触垫子，
双手向前伸展开。

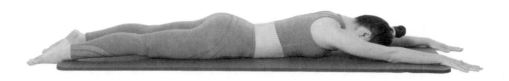

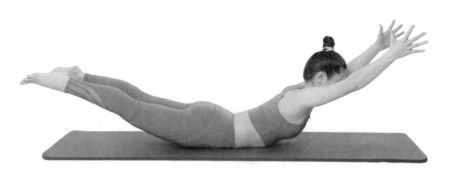

2 吸气，腹部收缩，双腿内旋与臀部相对抗的力，将双腿向
远滑动后再向上抬，不用抬得太高，始终保持两腿上抬与
向远拉长两组力相对抗，后背发力，核心发力，上半身抬
离垫子，颈后侧延展向前，停留3~5个呼吸。

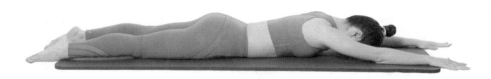

3 呼气，腹部鼓起，头部、双手、双腿恢复初始位置，还原
俯卧，停留3~5个呼吸重。重复练习8~10次，做3组，
每组之间停留3~5个呼吸。

面墙俯卧撑，静态顺、逆交替腹式呼吸练习

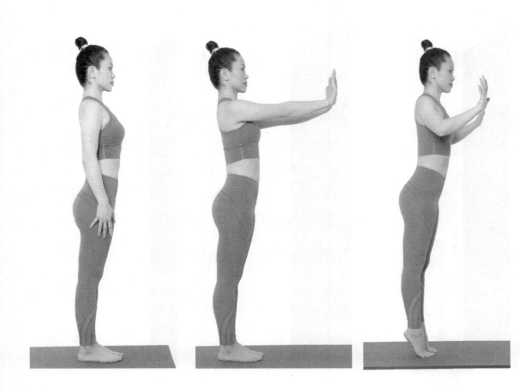

1 双腿并拢，正对墙并站立于距其0.5米处，双臂自然垂直于身体两侧。

2 保持躯干与腿部挺直，双臂抬至与肩同等高度，手掌放在墙面上，微微用力，推墙，吸气，腹部鼓起或收缩，停留5~8个呼吸。

3 双臂向前抬起，上臂后侧辅助发力，有轻微收缩感，手掌扶住墙壁，足跟向上抬起，呼气，腹部收缩或鼓起，停留5~8个呼吸。重复练习8~10次，做3组，每组之间停留3~5个呼吸。

持续半年，让细胞记住瘦下来的样子

一般而言，科学的减肥速度应该是每月减去体重的 5%，最高不要超过体重的 10%。

想要减肥不反弹，有一个重要的前提：每个减肥周期，至少要坚持 90 天以上。

为什么要坚持 90 天以上

循序渐进，瘦得才更健康

追求短时间快速降低体重，不仅难度大，还可能有损健康，即使没有出现反弹，皮肤也可能出现松弛。

通常而言，自行减肥，一个月减去体重的 5%，或者一周减去 0.5~1 千克，是比较安全的减肥速度。

满足脂肪细胞更新周期，瘦得更持久

成年之后，脂肪细胞的数量不会再增加或减少，减肥其实是减少脂肪细胞的体积（抽脂除外）。

人体的脂肪细胞是有记忆的。如果减肥周期太短，停止减肥后脂肪细胞就会随着记忆慢慢回归原本的大小。这也是快速减肥易反弹的重要原因之一。

如果满足了脂肪细胞的更新周期（通常 90~180 天），脂肪细胞的迭代会记忆新的体重，就不容易反弹了。

减肥压力低，难度小

快速减肥，代表更大压力，更高难度，让人更难坚持。

反之，如果把减肥战线拉长，不追求立竿见影的效果，就能减小减肥的压力，更轻松地安排和实施减肥计划。

在减肥过程中，长久坚持比速度重要得多。

减肥遇到平台期，怎么办

不是所有的体重停滞都是遇到了平台期，这时需要进行充分的判断。

一般而言，如果严格按照科学的计划进行减肥，体重出现了停滞，并且持续 2 周以上，基本上可以判断是进入了平台期。

这里要注意，一定要确保减肥细节没问题，而且体形没有变化（体形变瘦但体重不变不属于平台期）。

如果确定遇到了平台期，可以尝试下面 4 种方法，体重有可能继续下降。

饮食丰富多样化

均衡的营养结构，能提高新陈代谢率，加快燃脂。建议每天保证吃够 12 种以上，每周保证吃够 25 种以上。

多吃一口肉，少吃一口饭

同热量的不同食物，对减肥的影响也是不一样的，蛋白质的饱腹感相对更强，还能促进肌肉生长，提高新陈代谢，更有助于减肥。

调整运动方式

一直以同样的方式运动，身体适应后，运动消耗就会降低。建议尝试多种运动方式，有氧运动和无氧运动交叉进行。

调整好心态

面对平台期，最重要的不是改变减肥计划，而是保持良好心态，心态不好，就容易自暴自弃或者尝试一些极端的减肥方式，最终前功尽弃。

只要能做到上述 4 点，不急躁、按部就班进行，把重心放在培养健康的生活方式上，即使减肥出现一段时间的停滞，身体也会从中受益。

图书在版编目（CIP）数据

内脏脂肪消减术：减腰围　防慢病　抗衰老 / 陈伟
编著 . —北京：中国轻工业出版社，2024.4
　　ISBN 978-7-5184-4307-9

　　Ⅰ . ①内…　Ⅱ . ①陈… 　Ⅲ . ①减肥—基本知识　Ⅳ .
①R161

中国国家版本馆 CIP 数据核字（2023）第 070632 号

责任编辑：何　花　　责任终审：高惠京　　设计制作：悦然生活
策划编辑：付　佳　　责任校对：吴大朋　　责任监印：张京华

出版发行：中国轻工业出版社（北京鲁谷东街 5 号，邮编：100040）
印　　刷：北京博海升彩色印刷有限公司
经　　销：各地新华书店
版　　次：2024 年 4 月第 1 版第 6 次印刷
开　　本：710×1000　1/16　印张：12
字　　数：200 千字
书　　号：ISBN 978-7-5184-4307-9　定价：58.00 元
邮购电话：010-85119873
发行电话：010-85119832　010-85119912
网　　址：http://www.chlip.com.cn
Email：club@chlip.com.cn
版权所有　侵权必究
如发现图书残缺请与我社邮购联系调换
240499S2C106ZBW